Aus Natur und Geisteswelt
Sammlung wissenschaftlich-gemeinverständlicher Darstellungen

505. Band

Die geistigen Krankheitszustände des Kindesalters

Von

Dr. med. Otto Mönkemöller

Direktor der Heil- und Pflegeanstalt Hildesheim

Springer Fachmedien Wiesbaden GmbH 1922

ISBN 978-3-663-15537-9   ISBN 978-3-663-16109-7 (eBook)
DOI 10.1007/978-3-663-16109-7

Schutzformel für die Vereinigten Staaten von Amerika:
Copyright 1922 by Springer Fachmedien Wiesbaden

Ursprünglich erschienen bei B. G. Teubner in Leipzig 1922.

Alle Rechte, einschließlich des Übersetzungsrechts, vorbehalten

Vorwort.

Die Bedeutung der abnormen psychischen Zustände und Vorgänge, die sich im Kindesalter und der unmittelbar daran anschließenden Zeit abspielen, ist im Kriege und in der Nachkriegszeit noch schärfer zutage getreten als früher. Für die Erziehung im allgemeinen, für Eltern und Lehrer, für die Fürsorgeerziehung im besonderen, für die Behandlung der Zusammenstöße mit dem Gesetz ist die Kenntnis dieser Zustände unbedingt erforderlich. Das Buch soll in knappster und gemeinverständlicher Form auch weiteren Kreisen die Möglichkeit geben, diese Zustände rechtzeitig zu erkennen und daraus die praktischen Schlußfolgerungen zu ziehen.

Wenn bei dem Wiederaufbau unseres Vaterlandes der Jugend ihr bedeutungsvolles Recht zukommen soll, dürfen auch die krankhaften Seiten dieser wichtigen Altersperiode gerade jetzt nicht vernachlässigt werden.

Hildesheim im Dezember 1921.

Dr. med. O. Mönkemöller.

Inhaltsverzeichnis.

		Seite
Einleitung		5
I.	Die Ursachen der geistigen Abweichungen des Kindesalters	6
II.	Der angeborene Schwachsinn	15
III.	Die Epilepsie	28
IV.	Die Hysterie	39
V.	Nervosität und Nervenkrankheiten	50
VI.	Die Psychopathen	61
VII.	Die Psychopathologie der Pubertätszeit	75
VIII.	Die Geisteskrankheiten des Kindesalters	84
IX.	Die kindlichen Verbrecher	97
X.	Behandlung	111
	Literatur	127

Einleitung.

Unterschätzung. Den geistigen Abweichungen von der Norm, die im Kindesalter auftreten, bringt die Mitwelt im allgemeinen nur ein verhältnismäßig geringes Verständnis entgegen. Die ausgesprochenen Geisteskrankheiten mit ihren ausdrucksvollen Erscheinungen sind in dieser Zeit sehr selten. Die chronisch verlaufenden Entartungsformen und die von Geburt auf bestehenden geistigen Schwächezustände werden meist in der Geräuschlosigkeit ihrer Symptome nicht als der Ausfluß eines kranken Geistes gewürdigt. Am leichtesten gewöhnen sich die Eltern an diese Zustände und erblicken auch dann noch in einem solchen Krankheitsverlauf einen natürlichen Zustand, wenn er schon tief in der ausgesprochenen Geisteskrankheit steckt. Vor allem die Grenzzustände entbehren oft noch der richtigen Beurteilung, und wenn es geschieht, ist man sich nicht immer bewußt, welche Bedeutung ihnen zukommt.

Bedeutung. Gerade hier kann oft noch die vorbeugende Behandlung einsetzen. Jetzt gelingt es häufig, die für die ganze spätere Entwicklung so wichtige Vorgeschichte auch auf seiten der ganzen Familie festzustellen. Die leisen Andeutungen geistiger Störung in der Kindheit erlauben oft eine ziemlich zuverlässige Voraussage über den geistigen Absturz im späteren Leben, über den Zusammenhang mit dem Verbrechen, der Vagabondage, der Prostitution. Die Quelle der Verwahrlosung ist fast immer in den geistigen Abweichungen der Kindheit zu suchen. Der spätere Beruf, das Verhältnis zur Familie, zur Schule, zur Mitwelt wird wesentlich durch sie mitbestimmt. Auch wenn es den Anschein hat, als vermöge das Kind bei seiner geistigen Leistungsfähigkeit nur sich selbst zu schaden, kann es tatsächlich doch schwerere Schädigungen setzen, als im allgemeinen angenommen wird.

I. Die Urſachen der geiſtigen Abweichungen des Kindesalters.

Nicht immer vermögen wir die Urſachen für die geiſtigen Abweichungen der Kinder zu ergründen. In der Regel iſt nicht nur eine einzige Urſache dafür verantwortlich zu machen.

Heredität. In erſter Linie ſteht hier die erbliche Belaſtung. Geiſtige Krankheitserſcheinungen der Eltern leben oft in den Kindern wieder auf, wenn auch nicht ſelten in veränderter Form. Die ſtatiſtiſchen Angaben gehen allerdings ziemlich weit auseinander. Man berückſichtigt nicht immer, daß neben den Geiſteskrankheiten auch andere krankhafte Zuſtände den Keim der Nachkommen zu ſchädigen vermögen. Dahin gehören der Alkoholismus, viele Nervenkrankheiten, auffallende Charaktere, verbrecheriſche Veranlagung und manche Krankheiten, die den Körper ſchwächen und indirekt das geiſtige Leben der Nachkommen gefährden. Wenn man die Lückenhaftigkeit dieſer Angaben gebührend in Rechnung ſetzt, wird man nicht zu weit gehen, wenn man bei ungefähr 70% minderwertig veranlagter Kinder im Kreiſe der nächſten Anverwandten ſchädliche Einflüſſe annimmt.

Dieſe brauchen natürlich durchaus nicht unter allen Umſtänden eine ſolche ſchädigende Wirkung zu haben. Allerdings handelt es ſich meiſt nur um Ausnahmen, wenn auf einem geiſtig kümmerlichen Boden eine geſunde Nachkommenſchaft erwächſt. Andererſeits können wir gelegentlich für die ſchwerſten Formen geiſtiger Entartung bei den Angehörigen trotz ſchärfſter Prüfung nichts Krankhaftes nachweiſen.

Die **direkte** Vererbung durch die Eltern fällt praktiſch am meiſten ins Gewicht. Am verhängnisvollſten wirkt die **gehäufte** Heredität, wenn beide Eltern geiſtig nicht normal ſind. Der Einfluß des Vaters ſoll in dieſer Beziehung ſtärker ſein als der der Mutter. Das Weſen des Vaters ſpiegelt ſich gewöhnlich in den Söhnen wider, das der Mutter in den Töchtern. Manchmal ſpringt die Vererbung von den Großeltern auf die Enkel über (Atavismus).

Die früher allgemein verbreitete Annahme, daß eine nahe Blutsverwandtſchaft der Eltern ſehr leicht eine minderwertige

Erbliche Belastung

Anlage der Kinder im Gefolge habe, kann in dieser Schärfe nicht aufrecht erhalten werden. Treiben allerdings die Angehörigen einer geistig entarteten Familie eine solche Inzucht, dann vermag sich diese Entartung bis zu den höchsten Graden geistiger Minderwertigkeit zu steigern. Sind aber beide Eltern gesund, dann kann die Nachkommenschaft um jede geistige Schädigung herumkommen.

In Familien, in denen Entartung und Inzucht in gleichem Maße zu Hause sind, schlägt dieser Entartungsprozeß immer weitere Wellen. In den ersten Generationen stellen sich leichtere nervöse Krankheitserscheinungen ein, in den folgenden schwere Nervenkrankheiten und eine Verschlechterung der geistigen Anlage, bis in kommenden Geschlechtern die Geisteskrankheit in immer mehr steigender Stärke ausbricht. Schließlich beginnen schon die Kinder mit der schwersten angeborenen Blödsinnsform, der Idiotie. Sie sind zur Zeugungsunfähigkeit und Unfruchtbarkeit verdammt, und so löschen sich solche Familien mit der Zeit selbst aus. Nur wenn frisches Blut in sie gebracht wird, kann diesem Vernichtungsprozeß Einhalt geboten werden.

Selten wird die Geisteskrankheit als solche vererbt, während die vererbte Geistesschwäche sich oft ganz mit den entsprechenden Zuständen der Vorfahren deckt.

Besonders verhängnisvoll ist der Alkoholismus bei den Eltern. Er setzt bei den Kindern die Widerstandsfähigkeit gegen ungünstige äußere Einflüsse herab, er bahnt der angeborenen geistigen Schwäche den Weg, er ruft die Epilepsie ins Leben und vererbt ihnen die Neigung zum Alkoholgenuß.

Weiter belasten schwere körperliche Krankheiten, vor allem die Tuberkulose der Eltern, die Nachkommenschaft, bei der die Unzulänglichkeit des Körpers die Minderwertigkeit des Geistes begünstigt. Klarer noch liegt dieser Zusammenhang bei der Erbsyphilis. Sie kann direkte Krankheiten des Gehirns und seiner Häute ins Leben rufen, die Sinnesorgane schädigen und dadurch die geistige Ausbildung stören.

Manche Krankheiten, an denen die Mutter während der Schwangerschaft leidet, können durch den Blutkreislauf auf das Kind übertragen werden. So schädigt der Alkoholmißbrauch der Mutter während der Schwangerschaft die Kinder schwer, wie auch durch trunksüchtige Ammen bei den Kindern epileptische Anfälle ausgelöst werden können, die sofort wieder aufhören, wenn der Schnapsgenuß aussetzt. Ob Kinder, die im Rausche gezeugt worden sind, besonders große Aussichten haben, geistig zu erkranken, muß bei der Unsicherheit derartiger Feststellungen dahingestellt bleiben.

Daß die unehelichen Kinder besonders schwer gefährdet sind, liegt zum Teil daran, daß die unehelichen Mütter sehr oft geistig minderwertig sind und während der Schwangerschaft und der ersten Lebensmonate durch ihr unzweckmäßiges Verhalten die Kinder in ungünstigster Weise beeinflussen können.

Schädigungen in der ersten Entwicklung. Zu den ungünstigen Einflüssen von seiten der Eltern kommen die direkten Schädigungen, denen das Kind in seiner ersten Entwicklung ausgesetzt ist. Schon im Mutterleib können den Zögling schwere Erschütterungen und Stöße gegen den Schädel treffen. Eingreifender sind die Vorgänge bei der Geburt selbst. Bei 20 % aller Idioten erfolgt die Geburt verzögert oder mit Hilfe der Zange, die dem Schädel oft die merkwürdigsten Formen verleihen und das Gehirn in Mitleidenschaft ziehen kann. Für die Erstgeborenen fällt diese Gefahr besonders ins Gewicht.

Den letzten Kindern andererseits, den Spätlingen, droht das gleiche Geschick. Denn der Mann bleibt noch bis in die Jahre hinein zeugungsfähig, in denen sein Organismus schon verbraucht ist, so daß er seinen Nachkommen nur ein geringes Maß von Lebenskraft zu hinterlassen vermag.

Schädelverletzungen. Die Bedeutung von Schädelverletzungen in den späteren Entwicklungszeiten des Kindes soll man nicht überschätzen. Irgendeine Kopfverletzung holt sich wohl jedes Kind einmal im Laufe seiner Entwicklung, und der kindliche Schädel und das kindliche Gehirn verfügen über eine große Ausgleichbarkeit. Unter unglücklichen Umständen aber, besonders wenn diese Verletzungen ein wenig widerstandsfähiges Gehirn treffen, können dadurch bedingte geistige Schädigungen mit auf den Lebensweg gegeben werden. Besonders gefährdet sind die Kinder der Alkoholisten, die neben den rohen körperlichen Mißhandlungen, denen sie in den Rauschzuständen der Eltern verfallen, ständig den schwersten seelischen Qualen ausgesetzt sind. Bei ihnen

Schädelverletzungen. Infektionskrankheiten

laſſen oft zahlloſe kleine Schädelnarben die Diagnoſe auf den elterlichen Alkoholismus ſtellen.

Rachitis. Die engliſche Krankheit, die Rachitis, kann neben den allgemeinen Ernährungsſtörungen auch das Gehirn in Mitleidenſchaft ziehen. Das Auftreten epileptiſcher Anfälle bei den rachitiſchen Kindern beweiſt, daß neben der Schädigung des knöchernen Schädels auch heftige Reizzuſtände im Gehirn ausgelöſt worden ſein müſſen.

Ernährungsſtörungen. In den Volkskreiſen, in denen wir gelegentlich die ſchwerſten Verkörperungen des Schwachſinns beobachten, ſpielt in deren Entſtehung die Unterernährung fraglos eine wichtige Rolle.

Infektionskrankheiten. Weniger in Betracht kommen Infektionskrankheiten, Typhus, Scharlach, Lungenentzündung, Wechſelfieber und Influenza, in geringerem Maße noch Maſern, Diphtherie und Geſichtsroſe. In den ſchwerſten fieberhaften Erkrankungen dieſer Art, bei denen der Giftſtoff ins Blut übergeht, kann es zu akuten Geiſtesſtörungen kommen. In ſelteneren Fällen kann eine dauernde Schädigung der Zellen der Großhirnrinde eintreten, ſo daß ſich zu einer Miſchung von geſteigerter Reizbarkeit eine deutliche geiſtige Schwäche geſellt. Auch bei den verbreitetſten chroniſchen Volkskrankheiten, der Skrofuloſe und Tuberkuloſe, iſt nicht ganz von der Hand zu weiſen, daß in einzelnen Fällen die geiſtigen Funktionen in Mitleidenſchaft gezogen werden. Meiſt bleibt es dabei allerdings bei einer allgemeinen Schädigung des Lern- und Arbeitsvermögens, es kommt zur Schädigung des Auffaſſungsvermögens, zur Herabſetzung des Gedächtniſſes, zu geſteigerter Ermüdbarkeit und einer deutlichen Schlaffheit. Es handelt ſich um chroniſche Erſchöpfungszuſtände, die mit unbegründetem Stimmungswechſel und verdroſſenem Eigenſinn einhergehen, ähnlich wie bei chroniſchen Darmkrankheiten, die durch die Bildung von Darmgiften mit der Zeit die geiſtige Leiſtungsfähigkeit zu ſchwächen vermögen.

Körperliche Entwicklungsſtörungen. Bei den körperlichen Entwicklungsſtörungen, die wir ſo oft bei den Schwachſinnigen beobachten, handelt es ſich in der Regel um ein Entſtehen aus gleicher Urſache. Das geringe Längenwachstum, das Zurückbleiben der ganzen Körperentwicklung, eine ſpäte Zahnbildung, die

kümmerliche Ausbildung der Geschlechtsorgane, das späte Ein=
treten der Menstruation, starke Störungen in der Entwicklung
der Sinnestätigkeit stellen einen deutlichen Parallelismus zur
mangelhaften geistigen Entwicklung dar und weisen auf die Not=
wendigkeit hin, allen körperlichen Abweichungen von der Norm
die gebührende Aufmerksamkeit zu schenken.

Das gilt vor allem für die **erschwerte Nasenatmung**,
die meist durch eine Vergrößerung der Rachenmandel bedingt ist.
Die Kinder atmen nicht durch die Nase. Nachts schlafen sie mit
offenem Munde, sich in unruhigen Träumen herumwerfend. Am
nächsten Morgen sind sie müde und in ihrer geistigen Aufnahme=
fähigkeit geschädigt. Mit der Zeit kann es zu einer beträchtlichen
Herabsetzung der geistigen Fähigkeiten kommen, so daß die Vor=
nahme der harmlosen Operation, die diese Folgezustände beseitigt,
dringend erforderlich ist.

Auch eine Schädigung der **Sinnesorgane** vermag eine schon
vorhandene geistige Unzulänglichkeit ungünstig zu beeinflussen.
Dahin gehören Sehstörungen aller Art, die ihren Trägern, die
schon sowieso in der Schule schlecht fortkommen, diesen Kampf noch
mehr erschweren: die skrofulösen Augenentzündungen, das Trä=
nenträufeln, die chronischen Lid= und Bindehautkatarrhe, beson=
ders aber die Störungen der lichtbrechenden Medien, die Kurz=
und Weitsichtigkeit.

Noch von größerer Bedeutung sind die **Gehörstörungen**.
Meist sind es die Folgen alter skrofulöser Mittelohrentzündun=
gen, die sich durch dauernde Ohreiterungen kundgeben. Die
Schwerhörigkeit erschwert die direkte Wahrnehmung und lähmt
das Werk des Lehrers, wie sie auch die spätere Ausbildung er=
schwert. Dabei werden die Tauben und Schwerhörigen mit der
Zeit verschüchtert und mißtrauisch, ja es können sich bei ihnen
ausgesprochene Beeinträchtigungs= und Verfolgungsideen ein=
stellen. Sie haben das Gefühl, daß man Übles von ihnen spricht.
Außerdem werden sie in gewissem Maße von der Außenwelt
abgeschlossen und entwickeln sich zu Einspännern. Das entfrem=
det sie dem Unterricht und verschärft eine schon vorhandene gei=
stige Unzulänglichkeit.

Das gilt auch gelegentlich von den **Sprachstörungen**, die
meist Teilerscheinungen einer nervösen Veranlagung oder einer

Gehörstörungen. Alkoholismus

geistigen Schwäche sind. Da in den Kreisen, aus denen ein großer Teil der Schwachsinnigen stammt, eine unbekümmerte Vernachlässigung der Sprachentwicklung nicht selten ist, steigern sich diese Mängel sehr schnell. Da diese Kinder meist obendrein noch verspottet werden, wird das Vertrauen auf die eigene Leistungsfähigkeit gemindert.

Schreck. Der Schreck, der in Laienkreisen so gern für das Entstehen des Schwachsinns verantwortlich gemacht wird, ist hieran im wesentlichen ganz unschuldig. Er vermag nervöse Störungen auszulösen, Krämpfe, Lähmungen, Sprachverluste, aber nur bei einer morschen geistigen Grundlage. Eine dauernde geistige Schädigung fällt ihm nicht zur Last, ebensowenig wie dem „Versehen" der Schwangern.

Onanie. Auch der Einfluß geschlechtlicher Ausschweifungen, vor allem der Onanie, wird in der Regel gewaltig überschätzt. Maßlos betrieben hemmt sie vorübergehend die geistigen Fähigkeiten, setzt die Aufmerksamkeit herab und mindert das Gedächtnis. Das so entstandene Bild der schlaffen Energielosigkeit kann eine geistige Schwäche vortäuschen. Liegen die höchsten Grade dieses Übels vor, so handelt es sich in der Regel nur um ein Symptom schwerer angeborener Schwächezustände, das dann allerdings auch meist mit einem ausgeprägten Mangel an Leistungsfähigkeit einhergeht.

Alkoholmißbrauch. Um so schädlicher ist der Alkoholmißbrauch in der Kindheit. Die üble Gepflogenheit, den Säuglingen mit Schnaps getränkte Lutscher zur Beruhigung in den Mund zu stecken, die Kinder aus der Flasche trinken zu lassen, sie im Wirtshause mit Bier zu bewirten, gefährden die Kinder um so mehr, als sie an den vorzeitigen Schnapsgenuß gewöhnt werden.

Ärztlicherseits ist man von dem früher betriebenen Unfug, den Kindern Wein zu verordnen, längst abgekommen. Die Gefahr, die Gefährdung des kindlichen Organismus durch vorzeitigen Alkoholgenuß zu verkennen, muß auch für die Zukunft bekämpft werden. Meist betrifft dieser Mißbrauch ja Kreise, die dem Alkoholismus verfallen sind, und die Kinder selbst sind durch den elterlichen Alkoholismus belastet.

Störungen der inneren Sekretion. Wie der Alkoholismus eine Vergiftung des ganzen Körpers und vor allem des Zentralnerven-

I. Die Urſachen der geiſtigen Abweichungen des Kindesalters

ſyſtems bedingt, ſpielt die Vergiftung eine bedeutſame Rolle beim Kretinismus. Er kommt nur in beſtimmten Gegenden in heißen und feuchten Tälern vor, deren kalkigen Boden man für die Ent=ſtehung dieſer Entartung verantwortlich gemacht hat. In erſter Linie kommt hier wohl das Trinkwaſſer in Frage.

In letzter Linie kommt ſie wohl ſicher auf eine Entartung der Schilddrüſe heraus, die bald zum Kropf auswachſen, bald auch gänzlich verkümmern kann, und nicht nur endemiſch in gewiſſen Landſtrichen, ſondern auch vereinzelt ohne beſtimmte Entſtehungsurſache vorkommt. Durch ſie entſteht der myxöde=matöſe Kretinismus.

Es handelt ſich dabei im weſentlichen um eine innere Selbſt=vergiftung. Wie andere im Innern des Körpers gelegene Drüſen, über deren Beſtimmung man früher im unklaren war, hat ſie gewiſſe Säfte abzuſondern und damit beſtimmte Körper=funktionen zu regeln. Erkranken dieſe Drüſen oder werden ſie operativ entfernt, ſo treten ſchwere krankhafte Erſcheinungen ein, da dem Blut nun die eigenartigen Subſtanzen fehlen, die durch dieſe Drüſen gebildet werden. So ſchafft die Erkrankung der Schilddrüſe die eigenartigen Zuſtände, die wir beim Kretinismus und in ähnlicher Form ſpäter bei der Baſedowſchen Krankheit beobachten.

Auch einer beſonderen Art der angeborenen Geiſtesſchwäche, der mongoloiden Idiotie, liegt ſehr wahrſcheinlich eine Störung der inneren Sekretion zugrunde. Dieſe iſt die Folge einer zwiſchen allen Zellen des Körpers beſtehenden Wechſelbeziehung. Die ein=zelnen Zellen beeinfluſſen ſich durch die Abgabe ihrer Stoff=wechſelprodukte auf dem Blutwege untereinander. Die Reifung und Ausbildung eines großen Teils der Körperorgane beruht auf dem Wechſelſpiel des Syſtems dieſer inneren Abſonderung.

Gehirnerkrankungen. Klarer iſt der Zuſammenhang zwiſchen dem Schwachſinn und den Erkrankungen des Gehirns ſelbſt. Be=ſondere Bedeutung ſchrieb man früher den krankhaften Ver=änderungen der Schädelknochen zu. Die kindlichen Schä=delknochen wachſen in ihrem äußeren Umfang, bis ſchließlich ihre Verbindungsſtellen, die Schädelnähte, verknöchern. Früher nahm man nun an, daß, wenn dieſe Verknöcherung zu einer Zeit erfolge, in der das Gehirn noch nicht ganz entwickelt ſei, dieſes

Innere Selbstvergiftung. Gehirnkrankheiten

auf einem früheren Entwicklungszustande zurückbleiben und die Geistesbeschaffenheit dementsprechend leiden müsse. Tatsächlich wird die Entwicklung des Schädelgerüstes durch das Wachstum des Gehirns bedingt, und die Nähte verknöchern nur deshalb vorzeitig, weil das Gehirn auf einer niederen Entwicklungsstufe stehen geblieben ist. Die Untersuchung des Schädels gibt uns nur abnorme Größenverhältnisse und Verbildungen an die Hand, die auf krankhafte Vorgänge hinweisen, die auch auf das Gehirn eingewirkt haben können. Manchmal schaffen diese Verbiegungen des Schädels geradezu Platz für andere Stellen, an denen eine Verengerung stattgefunden hat. Die meisten Schädelverbildungen schafft die englische Krankheit, vor allem den Quadratschädel.

Am bedeutungsvollsten ist die Mikrokephalie, bei der eine gleichmäßige, auffallend kleine Gestaltung des Schädels vorliegt. Weicht die Stirne stark zurück und baucht sich dafür das Hinterhaupt stark aus, so daß der Schädel der Form eines Vogelschädels entspricht, so entsteht der sogenannte Aztekenschädel.

Wasserkopf. Eine wesentliche Vergrößerung des Horizontalumfanges ist meist auf einen chronischen Wasserkopf zurückzuführen. Die Flüssigkeit, die sich in den Hirnhäuten und Gehirnhöhlen ansammelt, drängt die Schädelknochen nach außen und verleiht dem Schädel eine ballonförmige Gestalt. Die Schädelnähte können zum Klaffen gebracht werden, so daß der Verschluß der Schädellöcher, der Fontanellen, unterbleibt.

Diese Flüssigkeitsansammlung beruht meist auf einer chronischen Entzündung der Hirnhäute, die sich manchmal wieder ausgleichen kann, meist aber zu den schwersten körperlichen Lähmungserscheinungen und einer völligen Verblödung führt, neben der alle möglichen Reiz- und Ausfallserscheinungen herlaufen können.

Unter den akuten Gehirnentzündungen ist bei den Kindern die tuberkulöse die verbreitetste. Manchmal tritt auch die einfache Gehirnentzündung als Genickstarre epidemisch auf und führt, wenn sie nicht tödlich endet, oft zu einer Schädigung des Seh- und Hörvermögens, zum Sprachverlust und zu schweren Intelligenzstörungen neben allen möglichen nervösen Erscheinungen, gesteigerter Ermüdbarkeit und Reizbarkeit, die sich gelegentlich zu den schwersten Erregungszuständen steigern können.

Manchmal bleibt die Gehirnrinde auf einer niederen Stufe stehen. Dann sind die Nervenzellen an Zahl sehr gering und in ihrer Form unentwickelt. In anderen Fällen sind die Gehirnwindungen abnorm klein. Wahrscheinlich haben sich hier in den ersten Lebensmonaten Krankheitserscheinungen abgespielt, die schwere Gehirnerscheinungen und einen Tiefstand der Intelligenz auf ihrer niedersten Stufe nach sich ziehen.

Neben anderen Gehirnerkrankungen, Höhlenbildungen, Blutungen, Eiterungen ist als Ursache der geistigen Schwäche schließlich noch die zerebrale Kinderlähmung von Bedeutung. Sie äußert sich durch Lähmung einer Körperhälfte und einzelner Gehirnnerven. Entweder ist diese Lähmung angeboren oder sie entsteht in der ersten Lebenszeit. Bei diesen Zuständen leidet besonders oft die Entwicklung der Sprache. Außerdem kommen alle Zwischenstufen der Intelligenzstörung vom leichten Stumpfsinn bis zur schwersten Idiotie vor, wozu sich häufig noch epileptiforme Anfälle gesellen. Es handelt sich wahrscheinlich auch in diesen Fällen um entzündliche Vorgänge im Gehirn, die im Fötalleben oder bei der Geburt durch Zangendruck oder Sprengung der Schädelkapsel ins Leben gerufen worden sind.

Verkümmerung im Milieu. Als letzte Ursache der Entstehung der Geistesschwäche ist noch die Verkümmerung im Milieu anzuführen. Unter dem Einfluß der Verwahrlosung, der Vernachlässigung im Elternhause, der unzureichenden Fortbildung in der Schule, der mangelhaften Ausnutzung der geistigen Gaben wird der ganzen Entwicklung der Stempel des Unvollkommenen aufgedrückt. So werden Zustände gezüchtet, die dem Bilde des angeborenen Schwachsinns sehr nahe kommen können. Diese Kinder bleiben auf einem Standpunkt stehen, der ihrem tatsächlichen Alter nicht entspricht. Eine tatsächliche Schwächung des Geistes wird dadurch nicht herbeigeführt. Wohl aber leiden die angeborenen geistigen Schwächezustände darunter, die sowieso gerade in diesem Bereiche ihren Ursprung haben. So kann schon ein geringer Grad von Verwahrlosung die geistige Entwicklung noch tiefer herunterdrücken und Zustände schaffen, die vollkommen der Idiotie ähneln.

Milieuverkümmerung. Kretinismus

II. Der angeborene Schwachsinn.

Die verbreitetste geistige Störung im Kindesalter ist die angeborene Geistesschwäche. Neben den geistigen Schwächezuständen, die mit auf die Welt gebracht werden, umfaßt sie die geistigen Entartungszustände, die sich in den ersten Lebensjahren einstellen. Tatsächlich besteht zwischen ihnen kaum ein Unterschied. Die geringen Kenntnisse, die während des ersten Erwachens des menschlichen Geistes gesammelt worden sind, verschwinden schnell wieder spurlos. Es bleibt das gleiche Unvermögen zur geistigen Ausbildung zurück.

Die schwerste Form des Schwachsinns, der Kretinismus, kommt in Deutschland nur noch vereinzelt in manchen Tälern Unterfrankens vor und ist auch hier in der Abnahme begriffen.

Schon am Ende des ersten Lebensjahres entwickeln sich die Kretins nicht weiter. Sie sehen blaß und gedunsen aus. Spät lernen sie gehen, zum Sprechen kommen sie meist überhaupt nicht. Sie halten sich nicht sauber. Plump, mit unbeholfenen Bewegungen, dämmern sie ohne jedes Interesse dahin. Mit dem 5.—6. Lebensjahre fängt die Schilddrüse an, allmählich zu wachsen und kann bis zum Ende der Geschlechtsentwicklung die höchsten Grade des Kropftums erreichen. Oder sie verkümmert, und an ihrer Stelle finden sich nur kalkartige Verdickungen vor.

Die Kretins bleiben im Längenwachstum zurück, es kann zu einem ausgesprochenen Zwergenwuchs kommen. Die Gelenkenden sind dick und breit, die Hände und Füße bleiben klein, der Kopf unverhältnismäßig groß. Die Nase ist breit. Die stockigen Zähne stehen weit auseinander, häufig kommt es nicht zum Zahnwechsel. Die Zunge ist dick und unbeholfen. Die wulstige Haut hängt am Nacken und auf der Brust in großen Lappen herab. Die Sprache, soweit von einer solchen die Rede sein kann, ist langsam und stammelnd, der Gang schleppend. Der Bauch ist aufgetrieben, nicht selten bestehen Nabelbrüche. Oft unterbleibt die geschlechtliche Entwicklung.

Von tiefster tierischer Verblödung bis zu den leichteren Formen des Schwachsinns können bei ihnen alle Formen geistiger Schwäche bestehen. Manche Kretins scheinen sogar trotz der deutlich ausgeprägten körperlichen Veränderungen noch im Bereiche geistiger Gesundheit zu weilen. Aber im besten Falle schleppen sie sich gleichgültig durch das Leben durch und zeichnen sich durch eine ganz ausgeprägte Stumpfheit aus. Über den Standpunkt von Kindern von 5—6 Jahren kommen die meisten nicht heraus.

Myxödematöse Geistesschwäche. Ferne von den Brutstätten des Kretinismus findet man gelegentlich ähnliche Erscheinungen. Wieder ist die Ursache eine Erkrankung der Schilddrüse, deren völlige operative Entfernung ganz ähnliche Krankheitsbilder erstehen läßt: die myxödematöse Geistesschwäche, die sich in vorgerückterem Alter einstellt.

Eine Verlangsamung der gesamten geistigen Fähigkeiten geht mit einer eigenartigen Veränderung der Haut einher. Diese wird dick, starr, trocken und läßt sich nur in großen Wülsten von der Unterlage abheben. Überall fühlt man plattenartige Einlagerungen im Unterhautzellgewebe. Die Gesichtszüge werden grob und plump, der Gesichtsausdruck maskenartig. Die Haare fallen aus, die Nägel werden brüchig, die Zähne stockig. Die Zunge ist dick und schwer beweglich. Die Sprache wird langsam und schwerfällig. Daneben treten Kopfschmerzen, Schwindelanfälle, ja selbst Krämpfe auf, zu denen sich nicht selten allgemeine Zitterbewegungen gesellen.

Allmählich entwickelt sich eine schwere Unbehilflichkeit der Auffassung. Die Kinder verstehen alles falsch, können sich nicht sammeln und ermüden bei der geringsten geistigen Anstrengung. Das Gedächtnis läßt schnell nach. Bald ist aus dem früher so regen Kinde ein willenloses Geschöpf geworden.

Mongoloide Idiotie. Die Träger der mongoloiden Idiotie, die leicht übersehen wird, haben das kennzeichnende Aussehen der mongolischen Rasse: die Gesichtszüge sind platt, der Nasenrücken flach und breit. Die Lidspalten stehen schief und laufen schlitzförmig nach innen zusammen. Im inneren Augenwinkel besteht eine senkrechte Falte, die Mongolenfalte. Die Zunge ist durch tiefe Risse und Einkerbungen in viele Teile gespalten (Landkartenzunge). Die Zähne stehen schief und unregelmäßig. Oft bleiben die Milchzähne neben den Dauerzähnen bestehen (Doppelzahnbildung).

Da der Gaumen sehr hoch und steil ist, wird die Sprache oft schwer verständlich, zumal die Rachenmandel meist sehr stark vergrößert ist. Deren Entfernung hat keinen Einfluß auf die Gestaltung der Krankheit. Die Finger und Zehen sind auffallend kurz, breit, stummelartig. Sämtliche Gelenke sind außerordentlich schlaff. Die Finger können meist bis auf den Handrücken zurückgebogen werden. In körperlicher Beziehung bleiben die Kinder sehr ungeschickt.

Abgesehen von einem allgemeinen geistigen Versagen zeichnen sich die Mongoloiden durch starke Stimmungsschwankungen aus, die sie von ausgelassener Lustigkeit zur tiefsten Niedergeschlagenheit und von dieser zur heftigsten Zornmütigkeit hin und her pendeln lassen.

Die Sprache bewegt sich zwischen Stottern, Stammeln und der agrammatischen Sprache. Die einfachsten Schulkenntnisse kann man ihnen leidlich schnell beibringen, aber die Grenzen ihres Wissens bleiben eng gesteckt.

In körperlicher Beziehung sind sie allen möglichen Krankheiten, besonders der Tuberkulose, sehr zugänglich. Höchstens 10 Prozent der Mongoloiden kommen über das 24. Lebensjahr hinaus.

Imbezillität. Der angeborene Schwachsinn zeichnet sich nicht durch so ausgeprägte körperliche Begleiterscheinungen gröbster Art aus. Einzelne Abweichungen von der Norm finden sich ja manchmal vor. Neben manchen Schädelverbildungen beobachten wir hier die Entartungszeichen, angewachsene Ohrläppchen, Verbildungen des Ohres, gesprenkelte Regenbogenhäute, unregelmäßige Zahnstellung usw. Weiterhin beobachtet man eine asymmetrische Entwicklung beider Körperhälften, halbseitige Lähmungen, ungleiche Färbung der Haare. Wichtiger sind Störungen der Sinnesorgane, Schwach- und Kurzsichtigkeit, Schielen, Störungen des Farbensinns, Herabsetzung der Schmerzempfindlichkeit.

Die körperlichen Störungen treten ganz hinter den geistigen zurück. Je nach dem Grade der geistigen Schwäche unterscheidet man drei Formen: als schwerste die Idiotie. Die Übergangsformen zu den Normalen bilden die Debilen, zwischen beiden steht die Imbezillität. Bei der Natur des menschlichen Geistes läßt sich eine scharfe Trennung nicht durchführen. Fließende

Übergänge sind sehr häufig, und da die Zwischenstufen zwischen der Krankheit und dem Normalen am schwersten abzugrenzen sind, hat der Laie den Begriff der normalen Dummheit liebgewonnen, zumal die Schwachsinnigen selbst das begreifliche Bestreben haben, als normal zu gelten. Wissenschaftlich läßt sich dieser Begriff nicht halten.

Im allgemeinen richtet sich diese Einteilung nach dem Maß von Urteilsfähigkeit und dem Reichtum an gesammelten Begriffen. Man hat die Schwachsinnigen nach ihrem Verhältnis zur Aufmerksamkeit eingeteilt, nach ihren Sprachleistungen, nach der Möglichkeit ihrer Bildungsfähigkeit. Da man ohne einen gewissen Subjektivismus mit all diesen Gradmessern nicht auskommt, bleibt in den Kinderjahren diese Einteilung oft gezwungen. Später kann man durch den Vergleich mit den Leistungen der verschiedenen Altersstufen leichter eine Scheidung treffen. Der Idiot bringt es bis zu den Leistungen eines Siebenjährigen, der Imbezille kommt auch im besten Falle nicht über die geistige Entwicklungsstufe eines Achtzehnjährigen hinaus.

Alle diese Unterscheidungen kranken daran, daß sie im wesentlichen nur von einer Störung der Intelligenz ausgehen, während der Schwachsinn doch eine Schwächung der Gesamtpersönlichkeit darstellt, bei der Intelligenz, Gemütsleben und Willenskraft in gleichem Maße darniederliegen. Auf der anderen Seite wird das Versagen im theoretischen Wissen und in den allgemeinen Lebenserfahrungen oft durch eine hervorragende praktische Befähigung wettgemacht. Darnach umfaßt die Imbezillität in praktischer Beziehung alle diejenigen Kranken, die sich wohl ein gewisses Maß von einfachen Kenntnissen anzueignen vermögen, aber wegen ihrer Verstandesmängel unfähig sind, eine selbständige Berufstätigkeit auszuüben. Bei den Debilen läßt die Verstandesbegabung die Erwerbung einer gewissen Ausbildung zu, die für die Lösung bescheidener Lebensaufgaben ausreicht, aber doch hinter dem zu erwartenden Durchschnittsmaß wesentlich zurückbleibt. Man kann sich schließlich nicht nach der Schablone richten, weil bei der Mannigfaltigkeit der Formen jeder Fall ein geistiges Eigenbild für sich darstellt.

Frühzeitige Feststellung. Die Frage, ob ein Kind schwachsinnig ist, wird in der Regel schon in den ersten Lebensjahren gestellt.

Intelligenzstörung

Nicht immer ist diese Frage in diesem Zeitpunkt zu beantworten, oft nur mit einem erheblichen Vorbehalt. Auch in Kindern mit schweren anatomischen Abweichungen, mit ausgeprägten Lähmungen und vielseitigen körperlichen Entartungszeichen kann ein gesunder Geist schlummern. Ein wohlgebildetes Kind kann dagegen zu unheilbarem geistigen Siechtum verdammt sein.

Liegen nicht die allerschwersten Mißbildungen vor, so läßt sich beim Neugeborenen der Schwachsinn nie feststellen. Schwerere Grade von Schwachsinn sind in den ersten Lebensmonaten nur mit einer gewissen Wahrscheinlichkeit zu erkennen. Darüber hinaus soll man sich immer der größten Vorsicht befleißigen. An die Feststellung der leichteren Grade von Schwachsinn darf man sich in den ersten Lebensjahren nicht heranwagen. Die Erscheinungen sind in dieser Zeit nie sehr auffällig. Die Eltern sind schlechte Beobachter, die in der Beurteilung ihrer Sprößlinge meist eine außerordentliche Anspruchslosigkeit an den Tag legen.

Es kommt nicht nur darauf an, wie das Kind sich gerade zur Zeit verhält, sondern vor allem auch, wie es sich weiterentwickelt. In den ersten Lebensmonaten handelt es nur reflexmäßig und folgt lediglich seinem Instinkt. Ungefähr vom 4.—5. Lebensjahre ab entwickeln sich allmählich alle wesentlichen geistigen Funktionen: die bewußten Sinneswahrnehmungen, die Vorstellungsbildung, das Gedächtnis, das Schluß- und Urteilsvermögen, die abgeklärten Gemütsbewegungen. Der bewußte Wille tritt in seine Rechte ein.

Wenn die Gesetzmäßigkeit, mit der sich das Fortschreiten der geistigen Entwicklung vollzieht, gestört wird, handelt es sich in den meisten Fällen um einen krankhaften Zustand. Aber auch das kann nur ein vorübergehendes Ausruhen des Geistes sein. Zudem entwickeln sich die geistigen Funktionen nicht gleichmäßig.

Auch ein späteres Einsetzen der geistigen Entwicklung braucht nicht immer zu schwer genommen zu werden. Eine Spätentwicklung kann vieles gutmachen, was in den ersten Lebensjahren ein dauernder geistiger Ausfall zu sein schien. Man will ja sogar eine solche nach der Geschlechtsentwicklung bei jungen Leuten wahrgenommen haben, die schon längst zur Imbezillität verdammt zu sein schienen. Auf diese meist nur unsicher verbürg-

II. Der angeborene Schwachsinn

ten Fälle, die im besten Falle Ausnahmen darstellen, soll man sich aber nicht zu sehr verlassen.

Manche Erscheinungen verraten schon in den ersten Monaten mit großer Gesetzmäßigkeit die geistige Minderwertigkeit. Zunächst die Herabsetzung der Schmerzempfindung, so daß selbst tiefe Nadelstiche keine Abwehrbewegungen hervorrufen. Ebenso kann man das Bestehen einer geistigen Schwäche mit großer Sicherheit annehmen, wenn die Kinder keine Ekelempfindungen kundgeben, wenn man ihnen unangenehm schmeckende Substanzen auf die Zunge bringt. Auch muß das Kind sehr bald beim Saugen die Brustwarze finden können. Schwachsinnige Kinder schreien und brüllen meist ohne Unterlaß, und durch die Eintönigkeit dieses Gebrülles klingt der Schwachsinn oft sehr deutlich durch. Weinen die Kinder gar nicht, zeigt das Gesicht beständig denselben starren und unbelebten Ausdruck, fixieren sie vorgehaltene glänzende und auffallende Gegenstände nicht, suchen sie bei Schallwirkungen durch Hinhorchen nicht zu ergründen, woher der Schall kommt, dann ist der Verdacht auf Schwachsinn stark begründet. Meist liegt das schwachsinnige Kind stumpf, ohne jede Bewegung da, ohne sich um die Außenwelt zu kümmern. Oder es zeigt beständig eine planlose Unruhe, wendet sich hin und her, wackelt mit dem Kopf und bewegt die Hände im Takt. Tritt die Sprache in ihre Rechte, dann wird die Erkennung immer leichter.

Nach dem Vorgange Preyers hat man für die ersten Monate und Lebensjahre die Fortschritte zusammengestellt, die das normale Kind in diesen Jahren macht. Werden sie nicht erzielt, so muß man an geistige Minderwertigkeit denken:

1. Am Ende des ersten Lebensmonates wird eine Kerzenflamme fixiert, und lebhafte Farben rufen Lustäußerungen hervor.
2. Im zweiten Monat wendet sich der Blick nach der Schallrichtung und es erfolgen Zornesäußerungen.
3. Im dritten Monat greift das Kind nach den verschiedenen Gegenständen und lauscht aufmerksam.
4. Im vierten Monat wird der Kopf aufrecht gehalten, es erfolgen unvollkommene Greifversuche und einfache freiwillige Bewegungen usw.

So liegt eine Stufenleiter vor, in die man das Kind auf seine Veranlagung hin hineinfügen kann.

Nur darf man sich nicht einseitig an diesen Gradmesser klammern. Sehr viel kommt immer auf den Gesamteindruck an, und alles tritt an Bedeutung zurück hinter der sprachlichen Ausdrucksfähigkeit, die unter allen Umständen das beste Bild der geistigen Leistungsfähigkeit gibt.

Neben den körperlichen Untersuchungsmethoden stehen uns später die geistigen zur Verfügung. Außer den Handlungen geben uns Form und Inhalt des Gesprochenen einen weit sichereren Aufschluß über die Weite des geistigen Gesichtsfeldes.

Die Intelligenzprüfungen gewährleisten uns an der Hand von zahlreichen Untersuchungsmethoden eine größere Unabhängigkeit von der unsicheren subjektiven Beurteilung, wenn diese auch nie ganz ausgeschaltet werden darf. Sie müssen oft wiederholt werden, da gerade die Schwachsinnigen nicht selten in ihrer Leistungsfähigkeit wechseln und den Prüfungen befangen gegenüberstehen. Sachwissen und Wortwissen ist nicht dasselbe, manchen Minderbegabten ist es versagt, alles das, was er denkt, zum Ausdruck zu bringen. Oft kommt es nicht darauf an, was das Kind antwortet, sondern wie es sich auf die Fragen einstellt. Schon das Verhalten bei der körperlichen Untersuchung liefert oft einen guten Aufschluß über die geistigen Fähigkeiten des Prüflings: die Aufmerksamkeit, mit der sie zu folgen verstehen, das Verständnis bei etwas schwierigeren Anforderungen, die Angst bei harmlosen Prüfungen, die leise tonlose Sprache, die kümmerliche Wortbildung, die von den plumpsten Bewegungen begleitet wird, sprechen für sich selbst. Die Kinder antworten bald gar nicht mehr, bald geben sie verzweifelt eine ganz falsche Antwort, nur um den unbequemen Frager los zu werden. Die Antworten bleiben oft aus, nicht, weil das Kind nicht antworten kann, sondern weil es nicht will. Dazu tritt die gesteigerte Ermüdbarkeit, die sich bei den Schwachsinnigen bei verhältnismäßig geringen Leistungen einstellt und oft ganz verzerrte Bilder des wirklich Erreichbaren schafft.

Symptome. Die Herabsetzung der Intelligenz tritt zunächst zu Hause störend in die Erscheinung. Spät erst lernt der Geistesschwache laufen. In allem ist er langsam und schwerfällig. Tausendmal kann man ihm dasselbe sagen. Er vermag sich nicht zu beschäftigen, die schönsten Spiele machen ihm keine Freude.

Freunde und Mitspielen hat er nicht. Alle Erziehungsversuche prallen von ihm ab: er versteht nicht, was man von ihm will, und hat es im nächsten Augenblick wieder vergessen. Schelte und Züchtigungen machen auf ihn keinen Eindruck.

Auf der Schule setzt sich dann der Leidensweg fort, für das Kind, für die Familie und den Lehrer.

Mit Widerwillen gehen die Kinder an den Lernstoff heran, und sind sie einmal gegenüber ihren besser veranlagten Altersgenossen ins Hintertreffen geraten, so werden sie noch mehr verschüchtert. Alles Neue fassen sie schwer auf. Bei ungewohnten Aufgaben versagen sie von vornherein. Alles muß ihnen mehrere Male vorgekaut werden. Ist es ihnen mit größter Mühe beigebracht, so geht es bald wieder verloren.

Manchmal verfügen sie über ein einseitig gutes Gedächtnis. Dann leiern sie leichte Stücke und Gedichte ohne Anstoß herunter, meist aber ohne eine jede Spur von Verständnis. Sie lernen ganz mechanisch, ohne innere Anteilnahme, und jede Zwischenfrage bringt sie sofort aus der Fassung.

Immer haftet bei ihnen die Auffassung am Sinnlichen und Anschaulichen. Die inneren Zusammenhänge bleiben ihnen dauernd verborgen. Das Wesentliche vermögen sie nicht vom Unwesentlichen zu scheiden. Sie haften am Konkreten, das abstrakte Denken ist ihnen versagt.

Hat sich der Schwachsinnige schließlich noch einiges Wissen angequält, so ist er nicht imstande, es sinngemäß zu verwerten.

Es fehlt ihm ganz und gar die Phantasie. Ängstlich klammert er sich an das Überlieferte. Soll er seine eigenen Wege gehen, so bleibt er hilflos stehen. Daß solche Kinder nicht spielen können, ermöglicht oft allein schon die Diagnose der Imbezillität.

Die Merkfähigkeit für die frischen Eindrücke der Jüngstvergangenheit ist herabgesetzt. Alle Gedächtnisleistungen machen ihm die größte Mühe. Wenn sie auch mit frischem Mut an die Arbeit herangehen, — sehr bald klappen sie zusammen, denn die Ermüdbarkeit ist bei ihnen außerordentlich gesteigert.

Neben der gesteigerten Ermüdbarkeit machen sich die großen Dispositionsschwankungen stark bemerkbar. Schon das normale Kind ist in seinen Leistungen ungleichmäßig. Das schwachsinnige

Kind vermag erst recht nicht, sich i m m e r den Anforderungen, die an es gestellt werden, anzupassen.

Ebenso wie es in der Schule das Wissen widerwillig und ungenügend in sich aufnimmt, stellt es sich den Anregungen gegen= über, die das Alltagsleben auf es ausübt. Auf die Dauer nehmen die schwachsinnigen Kinder keine guten Lehren in sich auf und sammeln keine praktischen Erfahrungen. Nur von den nächst= liegenden Interessen werden sie beherrscht. Die Sorge um gutes Essen, schöne Kleidung und Vergnügungen bewegt ihr kümmer= liches Gemüt. Oder sie dämmern gleichgültig in den Tag hinein, schmutzig, voll von schlechten Angewohnheiten. Sie sind die Hel= den des Nägelkauens, Nasenbohrens und anderer unmanierlicher Angewohnheiten.

So ist der geistige Gesichtskreis eng, und das Kind bleibt hinter seinen Altersgenossen zurück. Der Schwachsinnige merkt nichts davon. Alles beurteilt er von sich selbst aus. Es fehlt ihm die Selbsterkenntnis. Um so größer ist gewöhnlich sein Selbstbewußt= sein. Selbst unter den Insassen der Idiotenanstalten gibt es diese selbstbewußten Vertreter des ausgeprägtesten Schwachsinns. Manchmal scheint das eine kümmerliche Begründung darin zu haben, daß die schwachsinnigen Kinder über eine e i n s e i t i g e F e r t i g k e i t verfügen. Aber auch hier wird nie etwas Neues aus dem eigenen Geiste heraus geschaffen: immer kommt es im besten Falle auf Handgeschicklichkeit, Musizieren, Zeichnen oder auf mechanische Gedächtnisarbeit, besonders auf dem Gebiete des Rechnens heraus. Nie leisten diese idiotischen Wunderkinder, die ab und zu in der Öffentlichkeit auftauchen, auch nur die geringste praktische Tätigkeit.

Wie die Eltern verkennt meist auch die Mitwelt den geringen Wert dieser Leistungen, wie sie auch den manchmal vorhandenen Mutterwitz der Schwachsinnigen ungebührlich aufbauscht. Das gleiche gilt auch von dem angeblichen R a f f i n e m e n t der Schwach= sinnigen, mit dem sie sich gewöhnlich um den Lohn für ihre Un= arten herumzudrücken suchen. Meist handelt es sich nur um eine gewisse Frechheit, die instinktmäßig handelt, ohne bestimmten Zielen mit bewußter Überlegung nachzustreben.

Der größere Teil der Schwachsinnigen zeichnet sich durch eine starke Langsamkeit des Denkens aus. Stumpfheit und Gleichgül=

tigkeit sind die Grundeigenschaften ihres ganzen Wesens. Der sprachliche Ausdruck deckt sofort die Erschwerung der Auffassung, die Lücken im Gedächtnis, die Mängel der Urteilsbildung auf (torpider Schwachsinn).

Die erethische Form des Schwachsinns läßt oft diesen Tiefstand nicht erkennen. Solche Schwachsinnigen vermögen ausgezeichnet die äußeren Formen zu beherrschen und verdecken den hohlen Kern durch einen Schwall von Redensarten. Ihre Aufmerksamkeit ist leicht zu erregen, sie scheinen leicht aufzufassen, mit ihren Antworten sind sie bald bei der Hand. Mit der Fixigkeit stimmt es meist, nicht aber mit der Richtigkeit. Ihre flott mitgeteilten Beobachtungen treffen meist durchaus nicht zu. Ihre Äußerungen sind oberflächlich, ihre Gedanken nicht schlüssig. Da diese erethischen Schwachsinnigen oft wohlgestaltet sind, und ihre Sprachgewandtheit ihnen über die inneren Klippen forthilft, sind sie meist der Stolz der Familie, weniger aber des Lehrers, der dauernd mit ihrer Eingebildetheit und ihrer Unlust zu einer geregelten Arbeit zu kämpfen hat. Dabei beteiligen sie sich an jedem Unfug, sie bringen in die Spiele die Wildheit und das laute Geschrei hinein.

Entwicklung. Schon in der Kindheit bestimmt die Eigenart des Schwachsinnigen seine Stellung im Leben. Schon jetzt kann die Familie keinen Staat mit ihm machen, wenn sie ihn nicht gerade wegen seiner Minderwertigkeit verzieht und verhätschelt. In der Schule drückt er die letzte Bank, und wenn seine Geistesgaben noch gerade ausreichen, ihn von der Hilfsschule fernzuhalten, zehrt er an der Geduld seiner Lehrer und hemmt den Unterricht.

Echte Kameradschaft bleibt ihm meist verschlossen. Wenn er bei den Spielen mitgenommen wird, wird er veralbert, denn Kinder haben meist ein feines Gefühl für die geistige Minderwertigkeit. So wird er oft aus ihrem Kreise ausgeschlossen. In der Einsamkeit verfällt er der Verbitterung.

Bei den Grenzfällen verkennen die Lehrer gelegentlich die geistige Minderwertigkeit. Die Schwachsinnigen gelten vielleicht als unbegabt, in der Hauptsache aber als faul, zerstreut, interesselos. Die daraus folgende schlechte Behandlung verdüstert das Kind in seiner Stimmung noch mehr.

In den Kreisen der Begüterten kann in dieser Zeit ihr Schicksal äußerlich noch leidlich gestaltet werden. Durch Nachhilfestunden wird es mit den übrigen mitgeschleppt und durch Pressen noch eine Notprüfung erzielt, bis diese Kinder in die verfehlten Berufe eintreten und den fruchtlosen Kampf mit dem Leben aufnehmen. Die Schwachsinnigen der niederen sozialen Schichten werden zu Hause gescholten, in der Schule verprügelt, von ihren Genossen verhöhnt. Ohne bis zur obersten Klasse der Volksschule zu kommen, oft ohne des Segens der Hilfsschule teilhaftig zu werden, schlagen sie sich kümmerlich durch das Leben, als Kleinknechte, Gelegenheitsarbeiter, Laufburschen, ohne je zu einer Selbständigkeit zu gelangen und ohne sich zu einer fruchtbaren Arbeit zu eignen.

Andere Vertreter des kindlichen Schwachsinns verfügen noch über eine gewisse Intelligenz und halten sich auch moralisch und ethisch leidlich. Dafür gebricht es ihnen an Willenskraft. Sie können sich mit ihren Geistesgaben nicht durchsetzen. In dumpfer Schläfrigkeit wandeln sie durch das Leben. In der Schule vermögen sie ihre Kenntnisse nicht an den Mann zu bringen. Allen schwierigen Anforderungen gehen sie aus dem Wege. Auch wenn sie es gut könnten, lösen sie die Aufgaben, die ihnen gestellt werden, nur mangelhaft. Vor jeder Prüfung scheuen sie zurück. Wird ihrer Hilflosigkeit der Weg nicht gebahnt, dann lassen sie sich willenlos treiben. Mit ihrer freien Zeit wissen sie nichts anzufangen. Mit ihrer Lage sind sie trotzdem zufrieden. Anspruchslos, ohne zu klagen, schleichen sie durch das Leben und begehren auch nicht auf, wenn es ihnen einmal nicht so geht, wie es gehen sollte. In schlaffer Energielosigkeit beugen sie sich allem, was an sie herantritt.

Schlimmer sind die ängstlichen und schüchternen Schwachsinnigen daran. Sie sind sich selbst der eigenen Unzulänglichkeit bewußt und empfinden es schwer, daß sie nicht so können, wie sie wollen. Wenn sie trotz unermüdlicher Arbeit nicht zum Ziel kommen, sinken sie immer mehr in sich zusammen. Tagtäglich gehen sie mit dem Gedanken zur Schule, daß nun wieder eine neue Qual für sie beginnt. Widerstandslos lassen sie sich von anderen leiten, da sie neidlos fremde Überlegenheit anerkennen, und fügen sich willig, wenn auch mit innerem Schmerzgefühl. Da sie sich bei ihrer Kümmerlichkeit ihren Altersgenossen nicht gewachsen wissen, suchen sie ihre Spielgenossen unter weit jüngeren Kindern. Vor älteren haben sie einen ungeheuren Respekt und lassen sich ruhig von ihnen quälen. Diese Unterschätzung der eigenen Person weit über das Maß der tatsächlichen Unfähigkeit hinaus begleitet sie auch in das Leben hinaus. Unter ihnen finden wir manche jugendliche Selbstmörder.

Im Gegensatz zu ihnen fallen die aktiven Elemente unter den Schwachsinnigen um so mehr und unangenehmer auf. Schon in den ersten Kinderjahren machen sie sich durch ihre ungeheure Unruhe bemerkbar. In der Schule können sie nicht stillsitzen, grimassieren und können sich nicht zur Ordnung und Aufmerksamkeit durchringen. Allmählich prägt sich bei ihnen eine triebartige Unruhe im Denken und Wollen immer stärker aus. Ihre Zerfahrenheit hindert sie, sich im Unterricht zusammenzunehmen. Für ihre häuslichen Arbeiten fehlt ihnen das Sitzfleisch. Wie sie im Spiel laut und lärmend sind, lassen sie in der Familie keine Gemütlichkeit aufkommen. Sollen sie sich auf einen Beruf vorbereiten, so hindert sie ihre Unstetigkeit, sich die erforderlichen Kenntnisse zu sammeln. Ein vorübergehender Tätigkeitstrieb erlahmt bald, ohne daß etwas Gescheites dabei herauskommt. Den Unarten des Kindes huldigen sie dauernd. Da sie leidlich intelligent sein können, sehen sie ihr Unrecht zunächst leichter ein, um trotz aller Besserungsgelübde im nächsten Augenblick in den alten Fehler zurückzuverfallen.

Dem schwachsinnigen Kinde ist in der Regel die Bildung der höheren ethischen und moralischen Begriffe verschlossen. Es fehlen ihm noch ganz die schon beim normalen Kinde meist nur andeutungsweise vorhandenen Hemmungen. Die guten Lehren sind im Handumdrehen vergessen. Widerstandslos folgt es den Eingebungen des Augenblicks. In den Entwicklungsjahren steigert sich diese Triebhaftigkeit.

Ihr Handeln paßt sich ihren wechselnden Stimmungen an. Ihre Reizbarkeit und Empfindlichkeit bringt sie bei jeder Gelegenheit mit ihrer Umgebung in Konflikt. Die geringste Kleinigkeit beschwört die schwersten Affekte herauf. Im Spiele der Affekte kennen sie kein Maß: Rachsucht, Haß, Zorn, Begehrlichkeit keimen bei ihnen unvermittelt auf. Leichter wie der normale Mensch

Erethischer Schwachsinn. Infantilismus

sind sie geneigt, ihre Aufwallungen in die Tat umzusetzen. Aus geringfügigen Beweggründen führen sie ihre Delikte planlos aus.

Leichter unterliegt der Schwachsinn den Wirkungen des Alkohols, widerstandsloser steht er den Einwirkungen der Pubertät gegenüber, nachhaltiger wird er von allen körperlichen Krankheiten betroffen. Auf seiner Grundlage finden die Geisteskrankheiten einen fruchtbaren Boden.

Tritt der Schwachsinnige aus dem Schutze des Elternhauses heraus, entläßt ihn die Schule aus ihrer Aufsicht, dann ist es in der Regel sehr bald um ihn geschehen. Verfügt die Familie über die nötigen Mittel, um ihn vor Entgleisungen zu behüten, dann kann er noch schließlich als Drohne durch das Leben gehen. Ist das nicht der Fall, dann bricht er oft schon in den Kinder- und Jugendjahren unter der Last seiner Minderwertigkeit zusammen. Der schwachsinnige Knabe entwickelt sich zum Schulschwänzer und bald zum kindlichen Vagabunden. Bald setzen Diebstahl und ähnliche Vergehen ein. Durch die Fürsorgeerziehungsanstalt wandert er später in die Gefängnisse und Arbeitshäuser, um schließlich, meist viel zu spät, in der Irrenanstalt zu enden.

Infantilismus. Als besondere Form des Schwachsinns ist noch der Infantilismus zu nennen. Er kennzeichnet sich durch ein Zurückbleiben der gesunden Entwicklung, so daß die Merkmale des Kindes auch beim Erwachsenen dauernd haften bleiben. Alles ist gleichmäßig verkümmert, so daß die ganze Psyche sehr einfach, wenn auch harmonisch entwickelt ist. Es bildet sich gleichsam eine Miniaturpsyche heraus. Solche Kinder bleiben kindisch. Je älter sie werden, um so tiefer wird die Kluft, die sie von ihren normalen Altersgenossen trennt. Vor allem zeichnen sie sich durch die Stumpfheit ihrer Affekte aus. Der einfachen Entwicklung ihrer Vorstellungen entspricht die unausgeglichene Gefühlsbildung und die spärliche Entwicklung ihres Willens. Die Schwierigkeiten, die sie der Erziehung und Behandlung machen, gehen nicht über die eines normalen Kindes hinaus.

Unter den Fällen des körperlichen Infantilismus sind die Fälle von Riesenwuchs zu erwähnen, der sich mit sonst vollständig kindlichem Gebaren, kindlicher Stimme und ganz unentwickelten Geschlechtsteilen auch weit über die Zeit der Pubertät hinaus verbinden und ausnahmslos mit einer Abschwächung der geistigen Funktionen einhergehen kann.

Tuberöse Sklerose. Zu den recht seltenen Formen einer Gehirnkrankheit, die sich in der Regel mit geistiger Schwäche verbindet, gehört die tuberöse h y p e r t r o p h i s c h e Gehirnsklerose, die auf einer ungeheuren Wucherung der Stützsubstanz des Gehirns beruht, wodurch die Intelligenz vernichtet und krampfartige Zustände ausgelöst werden.

Paralytisch-amaurolische Idiotie. Noch seltener ist die familiäre paralytisch-amaurolische Idiotie, die nur in den ersten Lebensjahren — besonders oft bei den eine starke Inzucht treibenden Juden, vorkommt. Die zuerst normal entwickelten Kinder verblöden sehr schnell, werden am ganzen Körper gelähmt und erblinden vollständig. Diese Fälle führen unweigerlich in einem sehr frühen Zeitpunkte zum Tod.

III. Die Epilepsie.

Die Krämpfe, die das am meisten in die Augen fallende Kennzeichen der Epilepsie bilden, stellen in deren Krankheitsbilde nicht das Wesentliche dar. Die Epilepsie kann sogar ohne Krämpfe verlaufen und trotzdem mit den mannigfachsten geistigen Krankheitserscheinungen einhergehen. Sie ist nicht lediglich eine Nervenkrankheit, sondern muß als geistige Erkrankung gewertet werden.

Symptomatische Epilepsie. Man unterscheidet zwei Arten von Epilepsie. Die eine, die sogenannte symptomatische, ist meist die Teilerscheinung einer anatomischen Gehirnerkrankung: Gehirnentzündungen, zerebrale Kinderlähmung, Hirnwassersucht, syphilitische Erkrankungen der Hirnrinde, Gehirngeschwülste, Entwicklungshemmungen des Gehirns und Verletzungen, von denen das Gehirn selbst betroffen worden ist. Bei dieser Form der Epilepsie wird oft nur die dem Krankheitsherde gegenüberliegende Körperhälfte von den Krämpfen erfaßt. Manchmal werden sogar bestimmte Muskelgruppen, über deren Versorgungsstellen im Gehirn wir genau unterrichtet sind, von den Krämpfen befallen. Wenn diese auch im weiteren Verlaufe des Anfalls auf den ganzen Körper übergehen, fangen sie immer in diesen Muskelgruppen

Symptomatische und genuine Epilepsie

an (Jacksonsche Epilepsie). In solchen Fällen kann manchmal durch eine operative Behandlung Heilung erzielt werden.

Genuine Epilepsie. Viel verbreiteter ist die selbständig auftretende, die genuine Epilepsie, die mehr als zwei Drittel aller Anfälle umfaßt. Es handelt sich dabei um eine Erkrankung der Gehirnrinde. Bei langem Bestehen der Krankheit stellen sich ausgedehnte anatomische Veränderungen der Hirnrinde ein. Wahrscheinlich handelt es sich um eine innere Selbstvergiftung, die sich zeitweise so steigern kann, daß die Hirnrinde stark gereizt wird und die Krämpfe ausgelöst werden.

Im Laufe der Jahre stellt sich eine schwere geistige Entartung ein. Höchstens 10—15 Prozent aller Epileptiker bleiben von dieser Entartung verschont. Setzt die Epilepsie sehr frühzeitig ein, so verläuft die Entartung weit schneller. Überhaupt hat die im Kindesalter auftretende Epilepsie im Durchschnitt schlechtere Heilungsaussichten als die in späteren Jahren einsetzende Form. Mehr als 75 Prozent der Nachkommen epileptischer Eltern sind nicht lebensfähig, gehen bald zugrunde oder werden epileptisch, schwachsinnig, geisteskrank oder geistig minderwertig.

Alkoholismus. Bedeutsam sind die innigen Beziehungen, die zwischen Alkohol und Epilepsie bestehen. Der Alkohol vermag akute und chronische Veränderungen des Gehirns zu schaffen, die mit den durch die Epilepsie gesetzten auf gleicher Stufe stehen. Mehr als ein Drittel aller Epileptiker stammt von trunksüchtigen Eltern ab. Minderwertige Kinder werden epileptisch, wenn sie frühzeitig an den Alkohol kommen. Die Epileptiker selbst und ihre Nachkommen sind gegen den Alkohol sehr intolerant, d. h., ganz geringe Mengen Alkohol rufen bei ihnen schwere Erregungszustände hervor.

Die ererbte Syphilis kann syphilitische Krankheitsvorgänge an der Gehirnrinde und damit Krampfanfälle hervorrufen, oder diese können durch die Allgemeinvergiftung des Körpers bedingt werden.

Schädelverletzungen. Der Einfluß der Schädelverletzungen auf das Entstehen der Epilepsie ist weit geringer einzuschätzen, als man das früher tat. Nur wenn das Gehirn selbst betroffen worden ist, kann ein derartiger Zusammenhang angenommen werden. Der Schreck ist ebensowenig imstande, die Epilepsie ins Leben zu rufen, wie die Ohrfeige des Lehrers. Wohl kann durch eine solche plötzliche Erregung der erste Anfall ausgelöst werden, aber dann muß vorher schon die epileptische Grundlage bestanden haben.

Affektepilepsie. So ist auch die sogenannte vielumstrittene Affektepilepsie wahrscheinlich der Hysterie zuzumessen. Bei ihr fehlen alle sonstigen epileptischen Erscheinungen, vor allem wird auch die epileptische Entartung vermißt. Nur die ganz vereinzelten Anfälle, die sich immer an äußere Anlässe, vor allem an seelische Erregungen anschließen, beherrschen das Krankheitsbild.

Bedeutungsvoller sind die Krämpfe, die sich in den ersten Lebensmonaten einstellen. Früher glaubte man, daß sie nichts zu bedeuten hätten. Nun soll man ja die Bedeutung dieser Kinderkonvulsionen, der Zahnkrämpfe, der Gichter und Schäuerchen nicht überschätzen. Nervöse Kinder können leichter wie normale schwieriges Zahnen, schwere Verdauungsstörungen, fieberhafte Krankheiten mit derartigen krampfartigen Entladungen der Spannung in der Gehirnrinde beantworten. Aber das beweist, daß ein leicht verletzliches Nervensystem vorliegt. Manchmal treten später keine Anfälle auf, wie auch sonstige Störungen des Nervensystems vermißt werden können. Sonst aber werden sie manchmal schwachsinnig oder epileptisch. Jedenfalls müssen solche Kinder scharf im Auge behalten werden, weil ihr Nervensystem der Schonung bedarf. Vor allem muß jetzt schon eine etwa vorhandene englische Krankheit behandelt werden, da durch ihre Heilung auch das erkrankte Nervensystem wohltätig beeinflußt wird.

Treten Kinderkrämpfe ohne jede äußere Veranlassung auf, so sind sie meist als Vorläufer der echten Epilepsie anzusehen. Meist verschwinden sie zunächst, um sich später wieder einzustellen. Bis zum 18. Lebensjahr haben sich bei Dreiviertel der Epileptiker die Anfälle bemerkbar gemacht.

Gewöhnlich sind die Kinder aber auch in der Zwischenzeit zwischen den ersten Krämpfen und den späteren Anfällen auffällig. Sie werden leicht mürrisch und verdrossen und zeichnen sich gewöhnlich durch starkes Bettnässen aus. Vielleicht haben wir es bei dieser Form des Bettnässens mit nächtlichen epileptischen Anfällen zu tun. Später klagen solche Kinder oft über Kopfschmerzen und Schwindelgefühl, gelegentlich werden auch schnell vorüber-

Affektepilepsie. Kleine Anfälle

gehende Bewußtseinsstörungen beobachtet. In der Pubertät brechen dann die Krämpfe in voller Kraft aus, meist ohne erkennbare Ursache, wenn auch oft die Impfung, die Onanie oder körperliche Krankheiten fälschlich dafür verantwortlich gemacht werden. Auch bei der Fernhaltung aller schädlichen Reize kann die Krankheit ihre Opfer fordern, wenn ihre Zeit gekommen ist.

Krämpfe. Die meisten Kranken merken an bestimmten Gefühlen und Anzeichen, daß ein Anfall im Anziehen ist (Aura) und können sich dann durch Hinlegen in Sicherheit bringen. Der Kranke stürzt nieder, oft einen gellenden Schrei ausstoßend. Der Körper ist zuerst starr, das Gesicht blaß, die Kiefer aufeinandergepreßt. Dann wird das Gesicht blaurot, es treten heftige Zuckungen ein, Rumpf und Gliedmaßen werden hin und her geschleudert, Schaum tritt vor den Mund. Die Zunge wird im Munde herumgewälzt und häufig zerbissen. Die Pupillen verengern sich während des Anfalls auf Lichteinfall nicht. Häufig geht Urin und Kot ab. Allmählich erschlaffen die Glieder, die Atmung wird schnarchend, nach einiger Zeit kommt der Kranke wieder zu sich. Meist ist er leicht benommen, hat Kopfschmerzen und braucht einige Zeit, bis er zu seiner vollen geistigen Leistungsfähigkeit zurückgekehrt ist. Gewöhnlich endet der Anfall in einem tiefen Schlaf. Oder es schließen sich daran Zustände von starker Verworrenheit, in denen der Kranke nicht weiß, was er tut, und die sinnlosesten Handlungen begeht. Manchmal gehen solche Verwirrtheitszustände auch dem Anfalle voraus, der dann gleichsam diese geistige Umnachtung zur Lösung bringt.

Kleine Anfälle. Beinahe wichtiger noch wie dieser große Anfall sind die kleinen Anfälle (petit mal), die oft eine frühzeitige Feststellung des Zustandes gestatten. Gerade sie werden allerdings besonders gerne übersehen, sogar von sonst ganz guten Beobachtern. Entweder sind es S ch w i n d e l a n f ä l l e, in denen die Kinder das Gefühl haben, es drehe sich alles um sie oder sie drehten sich selbst nur, in denen ihnen alles vor den Augen flimmert. Selten kommt es dabei zum Schwanken oder gar zum Umfallen, dagegen tritt oft Erbrechen ein. Oder das Kind begeht ganz schnell vorübergehende merkwürdige Handlungen. Das Gesicht wird verzogen, die Fäuste werden geballt, die Augen verdreht, oder es werden eigenartige Bewegungen vorgenommen. Dabei sind die Kinder blaß, haben einen starren Gesichtsausdruck und machen einen verstörten Eindruck. Mitten im Satze hören sie auf zu sprechen. In der Schule lassen sie den Federhalter oder die Bücher fallen. Zu Hause setzen sie mit dem Spielen aus und sprechen einige Zeit kein Wort. Nach einigen Augenblicken fahren sie in dem begonnenen Satz fort, spielen weiter und wissen gar nicht, daß mit ihnen etwas geschehen ist. Das sind die kürzesten epileptischen Bewußtseinsstörungen, die Absenzen, in denen der Kranke eben wie abwesend ist. Manchmal laufen die Kinder in diesen Anfällen einige Schritte weiter, bewegen sich rückwärts, tänzeln herum oder verirren sich sogar auf die Straße (Laufsucht, Dromomanie).

Meist stellen sich die kleinen Anfälle in ganz unregelmäßigen Abständen ein. Seltener binden sie sich an eine bestimmte Gesetzmäßigkeit, so daß der Kranke das Auftreten der Anfälle schon im voraus bestimmen und sich darnach einrichten kann.

Nächtliche Anfälle. Manchmal spielen sich diese Anfälle auch nachts ab. Diese nächtlichen Krampfanfälle, die wieder sehr leicht übersehen werden, fallen meist in den tiefsten Schlaf. Nur daraus, daß die Kinder sich auf die Zunge gebissen und eingenäßt haben, und daß ihr Kopf am nächsten Morgen wüst und schwer ist, kann man vermuten, daß sie in der Nacht einen Anfall gehabt haben. Daneben schimmert oft durch das ganze Schlaf- und Traumleben die Epilepsie deutlich durch. Die Kinder träumen lebhaft, oft denselben Traum, der von Krieg, Mord und besonders von Feuersbrünsten handelt. Sie werfen sich unruhig hin und her, sprechen erregt im Schlafe, schreien ängstlich auf und fahren mit lautem Geschrei aus dem Schlaf auf. Es kann sogar zum Nachtwandeln (Somnambulismus) kommen. Die Kinder stehen im Schlafe auf und gehen herum. Meist sind die Augen geschlossen. Sind sie geöffnet, so starren sie ins Wesenlose. Oft murmeln diese Kinder Unverständliches vor sich hin. Das Bewußtsein ist meist nicht ganz aufgehoben, wenn es auch zum mindesten stark getrübt ist. Die Kinder lassen sich beeinflussen, scheinen manchmal auch das zu verstehen, was man ihnen sagt und kommen Aufforderungen zögernd nach, indem sie von selbst nach einiger Zeit in das Bett zurückkehren. Da sie nicht wissen, was sie tun, bewegen sie sich mit sehr großer Sicherheit und setzen sich selbst gefährlichen

Nächtliche Anfälle. Dämmerzustände

Situationen aus. Der Mond hat mit diesen Zuständen nichts zu tun. Am anderen Morgen wissen die Kinder meist nichts von den ganzen Vorgängen oder haben höchstens eine verschwommene Erinnerung.

So wiederholen sich alle diese Anfälle, bald in bestimmter Regelmäßigkeit, bald ganz unregelmäßig, oft in so langen Pausen, daß die Eltern immer wieder Hoffnung schöpfen, daß es nun damit vorbei sei.

Status epilepticus. Besonders gefährdet ist das Kind, wenn ein sogenannter Status epilepticus eintritt, in dem die Anfälle sich unmittelbar aneinanderschließen. Daß durch die ungeheure Muskelanstrengung bei diesen sich bis zu 50 mal wiederholenden Anfällen das Leben gefährdet werden kann, liegt auf der Hand.

Larvierte Epilepsie. Die Epilepsie kann ganz auf die Krampfanfälle verzichten und sich lediglich durch leichtere Schwindelzustände, Absenzen usw., kundgeben (psychische oder larvierte Epilepsie). In dies Gebiet gehören noch andere Zustände, in denen das Bewußtsein mehr oder weniger getrübt oder ganz aufgehoben ist.

Zunächst einmal Zornanfälle. Kinder, die sonst nett und gemütlich sind, werden plötzlich verdrossen, verfallen in blinde Wut, schimpfen in der übelsten Weise, reißen sich die Kleider vom Leib und zerstören alles, was ihnen in die Finger gerät. Nachher sind sie voller Reue und wissen nicht, wie sie dazu gekommen sind.

Dämmerzustände. Sie bilden den Übergang zu den Dämmerzuständen, die im wesentlichen nur eine Erweiterung der Absenzen sind. Sie können sich in Verbindung mit Krampfanfällen einstellen, ihnen vorausgehen, sich an sie anschließen oder ganz losgelöst von ihnen auftreten. Gerade durch die Geräuschlosigkeit der Erscheinungen stellen sie eine um so unheimlichere geistige Störung dar.

Das Bewußtsein ist dabei entweder aufgehoben oder doch getrübt. Die Kinder können sich ganz geordnet benehmen, sie scheinen zielbewußt vorzugehen, sie können sogar zusammenhängende Handlungen vornehmen. Sie laufen umher, können auf die Wanderschaft gehen und sogar strafbare Handlungen, Diebstähle usw., begehen. Oder sie legen sich am Tage plötzlich in das Bett, brechen mit der Arbeit ab und beginnen zu spielen, ziehen sich auf der Straße aus, widersetzen sich im Unterricht dem Lehrer oder reden plötzlich zusammenhangsloses Zeug.

Nachher wissen sie von allem nichts oder haben sich nur ganz vereinzelte Erinnerungen bewahrt. Oder es bestehen einzelne inselförmige Erinnerungen. Nicht immer bleiben diese Dämmerzustände so harmlos. Es kann zu ernsthaften Selbstmordversuchen kommen, und ebenso gefährlich ist das Fortlaufen. Die Kinder sind dann vorher verstimmt und weinerlich und dämmern ohne Zweck und Ziel vom Hause fort, betteln, stehlen und vagabundieren. Werden sie unterwegs ergriffen, so fallen sie durch ihr schwerfälliges Wesen auf und antworten seltsam abgerissen und unzutreffend. Ist die Dämmerwanderung zu Ende, so können sie sich nicht zurechtfinden und sind erstaunt, wie sie an den fremden Ort gekommen sind. In den gröbsten Fällen müssen Eltern und Lehrer natürlich merken, um was es sich handelt. In den leichteren Fällen erscheint ihr Verhalten nur als Zerstreutheit und Unruhe.

In anderen Fällen wieder mischen sich noch andere krankhafte Erscheinungen ein, die die Erkennung ermöglichen. Es kommt zu lebhaften Erregungs= und Verwirrtheitszuständen, in denen sie alles zerstören, was in ihren Bereich kommt, und sogar Erwachsene angreifen.

In diesen Zuständen verfügen sie oft über auffällig große Körperkräfte und wenden sie rücksichtslos an. Bei auffallend rohen Gewalttaten von Kindern und Jugendlichen ist man immer verpflichtet, darnach zu forschen, ob nicht eine Epilepsie dahinter steckt.

Manchmal, wenn nicht wie gewöhnlich die Erinnerung aufgehoben ist, läßt sich dann nachweisen, daß die Kinder Äußerungen und Handlungen der Umgebung falsch auffaßten, sich bedroht wähnten und dagegen wehren zu müssen glaubten. Oft stehen sie unter dem Einfluß ängstlicher Sinnestäuschungen, hören sich beschimpft und sehen schreckliche Erscheinungen. Dann wieder stellen sich Zustände ein, in denen die epileptischen Kinder von einer entsetzlichen Angst erfüllt sind.

Verstimmungszustände. Sehr kennzeichnend für die epileptische Natur sind auch die periodischen Verstimmungszustände. Für ge=

Dämmerzustände. Verstimmungszustände

wöhnlich schon neigen die Epileptiker zur Verdrossenheit. Einen heiter gestimmten Epileptiker gibt es kaum. Dabei sind sie einem jähen Stimmungswechsel unterworfen. Als Vertreter der schlechten Laune sind sie bekannt. Ohne jeden erkennbaren Grund spitzt sich bei ihnen gelegentlich diese unliebenswürdige Stimmung noch weiter zu. Sie werden klagsamer, verdrossener, reizbarer. Die Kinder selbst empfinden diese Veränderung ihres Wesens oft als etwas Krankhaftes und verstehen später nicht, wie sie dazu gekommen sind. Manchmal sind sie in dieser Zeit auch gehemmt, oder der Schleier einer leichten Benommenheit liegt über ihnen.

Im übrigen tragen diese Verstimmungszustände bei jedem Kranken meist dieselbe Färbung. Bald sind diese Kinder auffallend still, sprechen viel von ihrer Krankheit und glauben, nicht wieder gesund werden zu können. Sie sind mit sich selbst unzufrieden und machen sich die größten Vorwürfe über vermeintliche Verfehlungen oder sie sind, wenn ihre Zeit kommt, ängstlich beklommen, klagen über einen Druck in der Herzgegend und haben das dumpfe Gefühl einer nahen Gefahr. Sie können nicht ruhig sitzen, es drängt sie vom Hause fort. Bei dieser zweiten Form des epileptischen Wandertriebes ist das Bewußtsein gewöhnlich nicht krankhaft verändert. Gelegentlich sucht dieser ängstliche periodische Drang seine Entladung auf geschlechtlichem Wege. Oder die Jugendlichen betreiben periodisch die Onanie in triebartiger Weise und in stärkstem Maße.

Oder die Kinder wachen schon morgens verdrossen und mürrisch auf, sind zum Nörgeln geneigt, geraten in Zank mit der Umgebung und steigern sich schnell zur maßlosen Heftigkeit. Gewöhnlich sind der Umgebung diese Zustände so bekannt, daß man diese Zeiten geradezu erwartet. Man geht ihnen dann am besten aus dem Weg und läßt sie mit ihrer schlechten Stimmung selbst fertig werden.

Anfang und Ende dieser Verstimmungszustände sind gewöhnlich scharf abgegrenzt, und dadurch unterscheiden sie sich von den Launen nervöser und hysterischer Kinder. Stets fehlt auch die geringste Augenblicksveranlassung. Alles Zureden ist vergebens. Man muß diese Stimmungen sich austoben lassen. Werden sie dafür gar bestraft, dann werden sie erst recht zum langdauernden Verharren in diesen Stimmungen angetrieben.

Gleichzeitig klagen sie auch oft über körperliche Krankheitserscheinungen, Kopfschmerzen, Schwindelgefühl, Flimmern vor den Augen. Der Puls ist beschleunigt, das Gesicht bald stark gerötet, bald sehr blaß.

Oft sind diese periodischen Verstimmungszustände das erste Zeichen der kindlichen Epilepsie. Lassen sie sich einwandsfrei nachweisen, bestehen in der Nacht die entsprechenden Erscheinungen, werden schließlich auch bei Tage Absenzen oder Schwindelzustände beobachtet, besteht ein periodisches — also nicht das regelmäßige — Bettnässen, sind die Kinder am anderen Morgen besonders verdrossen und niedergeschlagen, ist ein Zungenbiß erfolgt, dann braucht man nicht erstaunt zu sein, wenn sich eines Tages ein epileptischer Krampfanfall einstellt.

Diese periodischen Verstimmungszustände stehen mit den Krämpfen auf einer Stufe und können mit ihnen abwechseln und sie vertreten.

Entartung. Im Laufe der Jahre tritt die epileptische Entartung immer deutlicher zutage, die mit den weiter fortschreitenden Entartungsvorgängen in der Gehirnrinde parallel geht. Meist nimmt sie ziemlich lange Zeit in Anspruch und fällt daher in der Regel in die späteren Lebensjahre. Allerdings brauchen nicht alle Epileptiker schwachsinnig zu werden, wenn auch die Fälle, in denen die Intelligenz unversehrt bleibt, Ausnahmen bilden. Liegen anatomische Veränderungen vor, dann entspricht die Höhe des epileptischen Schwachsinns diesen Gehirnveränderungen. Sonst brauchen die schwersten Anfälle nicht unter allen Umständen eine geistige Schwächung nach sich zu ziehen, wenn sie nur selten auftreten und zu einer vollen Entladung der Spannung im Gehirn führen. Aber es handelt sich immer nur um Ausnahmen, und man muß eben annehmen, daß wir unter dem, was wir heute Epilepsie nennen, Unterschiede machen müssen. Viel schädlicher sind oft die kleinen Anfälle, wenn sie sehr oft auftreten, nicht minder auch die nächtlichen Krampfzustände.

Der Schwachsinn des Epileptikers kennzeichnet sich hauptsächlich durch eine außerordentliche Schwerfälligkeit. Die Kinder sind sehr langsam in ihrer Ausdrucksform und zeichnen sich durch eine gewundene und verzwickte Sprechweise aus. Erst verstehen sie nicht, was man von ihnen will, nehmen sich lange Zeit zu ihrer

Antwort und können sich in ihren langen Satzgebilden verheddern, ohne zu einem Ende zu kommen. Auch sonst sind sie schwerfällig und unbeholfen in allen ihren Verrichtungen. Sucht man sie aus diesem umständlichen Geleise herauszubringen, so werden sie sehr empfindlich.

In der Schule können sie infolge einer krankhaften Gewissenhaftigkeit durch Fleiß und Beharrlichkeit noch eine Zeitlang auf einer leidlichen Höhe verbleiben. Da sie infolge ihrer Langsamkeit auf die Dauer doch nicht Schritt halten können, erlahmen sie schließlich und kommen dann im Unterricht schnell zurück.

Auch sonst engt sich ihr geistiger Gesichtskreis immer mehr ein. Ihre Auffassung wird kleinlich, der ganze Interessenkreis schrumpft zusehends ein und beschränkt sich schließlich auf das, was die eigene kümmerliche Person betrifft. Jeder Sinn für Humor fehlt ihnen, ein Lächeln kennen sie kaum. Scherzhafte Bemerkungen verstehen sie nicht.

Das Gemüts- und Willensleben muß der Krankheit oft einen gleich schweren Zoll zahlen. Reizbarkeit und Empfindlichkeit steigern sich, alles nehmen sie übel, und da die Affekte bei ihnen sehr lose sitzen, beantworten sie die vermeintlichen Beleidigungen sofort rücksichtslos mit Worten und Taten. Der Verkehr mit ihnen wird immer schwieriger. Als unleidlichen Zänkern geht man ihnen gern aus dem Wege. Um so schneller werden sie ganz düster und unzulänglich. Stets wähnen sie, daß man ihnen nicht wohlwolle. Ihr Mißtrauen erfährt schließlich eine krankhafte Steigerung. In den harmlosesten Worten wittern sie bewußte Feindseligkeiten. Da sie nicht den Mut haben, es offen mit ihren vermeintlichen Feinden aufzunehmen, hetzen und stänkern sie.

Mit sich selbst sind sie in hohem Maße zufrieden. Sie sind die gröbsten Ichmenschen, die es gibt.

Dazu gesellt sich bei ihnen allmählich eine aufdringliche Frömmelei und ein Hang zum Übersinnlichen. Selbst auf manche kindliche Epileptiker kann man das bekannte Wort anwenden: „Sie tragen das Gebetbuch in der Tasche, den lieben Gott auf der Zunge und den Ausbund von Kanaillerie im Herzen."

In der Erziehung machen die Epileptiker zu Hause wie in der Schule meist die größten Schwierigkeiten. Selbst in der Anstalt sind sie wenig gern gesehene Elemente. Gilt es, für sie einen Beruf auszusuchen, so wird die Wahl besonders schwer. Sie müssen von den Berufen fern gehalten werden, in denen sie bei ihren Anfällen in Gefahr und mit dem Alkohol in Berührung geraten können. Mit Züchtigungen muß man bei ihnen sehr vorsichtig sein, da sie dadurch seelisch schwer geschädigt werden können. Bei den nahen Beziehungen der Epilepsie zum Verbrechen muß man ihre sittliche Entartung immer im Auge behalten.

Die Epilepsie kann ausheilen, wenn auch die Aussichten dafür im allgemeinen sehr trübe sind. Hoffnungslos sind die Fälle, die auf schweren organischen Gehirnerkrankungen beruhen oder in denen die Keimanlage von vornherein sehr schlecht ist.

Behandlung. Die Behandlung besteht im Anfall darin, daß man die Kranken ruhig lagert, die Kleider am Halse öffnet und zu starke Zungenbisse und sonstige Verletzungen zu verhüten sucht.

Drücken nach Schädelverletzungen Knochensplitter auf das Gehirn, so kommen operative Eingriffe in Betracht. Man hat auch im Schädel künstliche Knochenlücken angelegt, um für das Gehirn Entlastung von dem Druck durch ein Ventil zu schaffen. Dazu kommt die medikamentöse Behandlung in der verschiedensten Gestalt, vor allem durch das Brom. Die Darreichung muß immer unter ärztlicher Leitung geschehen, da sie planlos durchgeführt schwere Schädigungen nach sich ziehen kann. Manchmal bringt eine Bromopiumkur noch eine wesentliche Besserung. Sehr wichtig ist die Regelung der ganzen Lebensverhältnisse, vor allem auch der Diät (Verabfolgung einer salzarmen Kost).

Soll das Kind eine öffentliche Schule besuchen? Werden die Epileptiker der Schule entzogen, denn fehlt ihnen die gegenseitige Anregung, um so mehr, als die Epileptiker an und für sich zur Vereinsamung neigen. Aber der fürchterliche Eindruck eines Krampfanfalles, der bei anderen Kindern sogar nervöse Krankheitserscheinungen hervorrufen kann, ist so groß, daß ihnen dieser Eindruck erspart werden muß. Dabei sind Aufnahmefähigkeit und Fassungsvermögen der Epileptiker großen Schwankungen unterworfen.

Andererseits müssen diese Kinder nach Kräften beschäftigt werden, schon damit die Angstzustände gemildert werden. Zudem muß die Schule sich ihrer besonders annehmen, weil bei ihnen

Behandlung. Wesen der Hysterie 39

oft zu Hause die Erziehung vernachläſſigt wird. Auch das epileptiſche Kind muß Gehorſam und Pflichterfüllung lernen, es muß arbeiten können und alles aus ſeinem Geiſte herausholen, was erreichbar iſt. Sieht es, daß es trotz ſeiner Krankheit etwas leiſtet, ſo wird ſein Gedankenkreis mit luſtbetonten Vorſtellungen erfüllt, und nur auf dieſe Weiſe kann es über viele ſchwere Stunden fortgebracht werden.

IV. Die Hyſterie.

Die Hyſterie gilt meiſt als Nervenkrankheit, wenn ihr überhaupt dieſer Titel gegönnt wird. Tatſächlich haben wir es bei ihr in der Hauptſache mit ganz ausgeprägten krankhaften Störungen auf geiſtigem Gebiet zu tun, und zwar wird das männliche Geſchlecht faſt in gleichem Maße davon betroffen wie das weibliche. Die hyſteriſchen **Krämpfe** gehören nicht unter allen Umſtänden zum Krankheitsbild. Die ganze geiſtige Grundlage iſt das Weſentliche. Der Laie verſteht darunter noch immer in der Regel ein weibliches Weſen, das ſich durch Aufgeregtheit, ein unnatürliches Gebaren, einen Hang zum Vortäuſchen von Krankheitserſcheinungen und durch allgemeine Überſpanntheit auszeichnet.

Neben dieſen Eigenſchaften, die übrigens im weſentlichen auch auf die kliniſche Hyſterie zutreffen, umfaßt dieſe eine Menge von Krankheitserſcheinungen, unter denen ihre unglücklichen Träger nicht minder wie ihre Umgebung leiden müſſen.

Allerdings ſtellt die Hyſterie ein ziemlich zerfloſſenes Krankheitsbild dar, das ſich durch eine Fülle der vielgeſtaltigſten Erſcheinungen auszeichnen kann.

Weſen der Hyſterie. Alle Gemütsbewegungen ſtehen mit körperlichen Veränderungen im Zuſammenhang. Die Angſt macht erblaſſen, die Scham rötet das Geſicht, die Trauer ſetzt die Tränendrüſen in Tätigkeit, die Furcht regt die Tätigkeit des Darms an, der Schreck lähmt die Glieder. Bekannt iſt auch die Wirkung der Einbildungskraft auf die Gefühle. Sehen wir Flöhe bei anderen in Tätigkeit, ſo verſpüren wir ſelber ein Jucken.

Bei den Hyſteriſchen iſt nun dieſe Abhängigkeit des Körperlichen vom Geiſtigen, vom Gemüt, von der Einbildungskraft auffallend stark ausgeprägt. Unter dem Einflusse von stark betonten Gefühlen nehmen körperliche Erscheinungen Formen an, die als ausgesprochene Krankheitsvorgänge erscheinen. Bei den Hysterischen vermag die Macht der Vorstellungen sogar Nervenapparate in Bewegung zu setzen, die sonst vom bewußten Willen unabhängig sind. Es können sich Hautausschläge, ja selbst Hautwunden bilden, es kann zu einer Auftreibung des Leibes kommen, die eine Schwangerschaft vortäuscht. Derartige Erscheinungen, die als hysterische Stigmata bezeichnet werden, entstehen unter der Gewalt der Vorstellungen im Handumdrehen und verschwinden so schnell, wie sie gekommen sind. Das Plötzliche und Auffällige dieser Symptome erweckt oft nur zu leicht den Anschein der Simulation, obgleich diese Erscheinungen von normalen Menschen gar nicht vorgetäuscht werden können. Meist sind sie den Hysterischen bis dahin gar nicht bekannt gewesen. Auch wenn man dabei immer berücksichtigt, daß die Hysterischen gerne lügen, steht es fest, daß diese gefühlsbetonten Vorstellungen gewaltige Umsetzungen des Geistigen in das Körperliche bedingen.

Auf der anderen Seite sind die Hysterischen äußerst empfindlich für äußere Einflüsse, denen sie meist widerstandslos unterliegen und die sie bald als den Ausfluß ihres eigenen Denkens ansehen, um sie ohne Besinnen in die Tat umzusetzen. Diese unbewußte Suggestion verleitet sie meist leider zu Taten, die für sie und ihre Umgebung wenig erfreulich sind. Sie selbst sind imstande, sich unbewußt für ihre Handlungsweise ähnliche Eingebungen zukommen zu lassen (Autosuggestibilität), und die Autosuggestionen bringen sie wieder auf dieselben bösen Wege, auf die sie eine Suggestion von außen leitet. Wie in der Hypnose der Hypnotisierte dem Willen des Hypnotiseurs unterliegt, muß sich der Hysterische den Eingebungen des Alltagslebens, der Erziehung, dem ganzen Leben und Treiben der Umwelt beugen.

Das Kind steht schon infolge seiner Anlage im Bann einer derartigen Suggestion. Die Erziehung vor allem ist im Grunde genommen gar nichts anderes. Es beugt sich solchen Einflüssen bei dem schnellen Wechsel seiner Stimmung leichter, zumal der suggestive Einfluß von Persönlichkeiten ausgeht, die ihm geistig weit überlegen sind und über eine stärkere Willenskraft verfügen. Trägt ein Kind noch die hysterische Anlage in sich, dann wird es

Autosuggestion. Symptome 41

der willenlose Spielball der Einflüsse, die auf es einstürmen. Meist fällt diese Suggestion um so mehr nach der schlechten Seite hin aus, als die erbliche Anlage in der Regel als einzige Ursache nachzuweisen ist. Die elterliche Psychopathie wirkt hier um so gewaltiger, als das hysterische Kind im Elternhaus die entsprechenden Beispiele meist dauernd vor Augen hat und die Nachahmungssucht bei ihm als zweite gewaltige Triebkraft ihre Wurzeln hat. Sieht es sonst noch in seiner Umgebung Vorbilder, die seiner krankhaften Anlage zur deutlichen Ausgestaltung verhelfen, dann fügt es sie schnell seinem Symptomenkreise ein.

Auch körperliche Krankheiten vermögen dieser schlummernden Anlage zur deutlichen Ausgestaltung zu verhelfen, zumal sie die Widerstandskraft brechen und eine für die hysterischen Erscheinungen geeignete Stimmungslage schaffen. Selten setzt die kindliche Hysterie vor dem 7. Lebensjahre ein. Ihren Höhepunkt erreicht sie im Alter von 12—14 Jahren in der Zeit der Geschlechtsentwicklung. Zwei Drittel betreffen die weibliche Jugend. Alle Gesellschaftsklassen ohne Ausnahme stellen dazu ihre Vertreter, vor allem auch die Landbewohner. Die Überkultur der Großstadt ist es nicht allein, die diese Krankheitsformen züchtet.

Symptome. Bei der kindlichen Hysterie stellen sich in erster Linie die auffallendsten körperlichen Krankheitserscheinungen ein. Sie treten ganz plötzlich auf, schwellen sehr schnell zu einer auffallenden Höhe an und verschwinden meist gerade so schnell wieder. Die Krankheitsäußerungen sind äußerst vielgestaltig. Bezeichnend für die kindliche Hysterie ist aber, daß sie sich in der Regel an ein einzelnes Symptom anklammert und es in der seltsamsten Weise aufbauscht.

Hat das Kind Schmerzen im Halse, so stellt sich sofort eine Schlucklähmung ein, so daß solche Kinder schon von den Ärzten mit der Schlundsonde gefüttert worden sind. Eine leichte Schmerzhaftigkeit der Augenlider wird mit einer krankhaften Zusammenziehung, einem Krampf der Augenlider beantwortet, bei der das Kind überhaupt nicht mehr sehen kann. Ein leichter Mittelohrkatarrh zieht eine vollkommene Taubheit nach sich. Die geringfügigsten Schädigungen der Haut rufen die unerträglichsten Schmerzen hervor. Leichte Erschütterungen ziehen vollkommene

IV. Die Hysterie

Lähmungen nach sich, die sich auch an einen Schreck oder eine leichte körperliche Züchtigung anschließen können. Meist wird nur ein Glied von dieser Lähmung betroffen. In anderen Fällen werden die Glieder in einer ganz unnatürlichen Stellung unter der stärksten Muskelspannung gehalten. Im Schlaf verschwindet diese Steifigkeit, wie auch die gelähmten Glieder ihre volle Bewegungsfähigkeit wiedererlangen.

Oder die Kinder können plötzlich nicht stehen oder gehen (hysterische Astasie — Abasie). Legt man sie auf den Rücken, so können sie mit den Beinen die schwierigsten Bewegungen ausführen. Als Vorboten dieser Erscheinung beobachten wir gelegentlich das hysterische Hinken, das eine Fußgelenksentzündung vortäuschen kann. Eines schönen Tages hinkt das Kind dann unvermittelt mit dem anderen Bein. Manchmal kommt durch diese Lähmungen oder Muskelanspannungen eine eigenartige Körperhaltung zustande (hysterischer Schiefhals). Auch wenn die Kinder sonst noch so lebhaft sind, liegen sie dann gern im Bett, und es kann sich geradezu eine Bettsucht entwickeln.

Auffällig sind weiterhin die Störungen auf dem Gebiet der Atmung und des Sprechens. Die Umgebung wird von dem hysterischen Husten gequält, der sich ohne die geringste entzündliche Reizung einstellt, und mit einem derartigen bellenden Getöse und unter so tiefen keuchenden Atemzügen erfolgt, daß man meint, das Kind müsse ersticken, wie sich überhaupt ab und zu die schwersten Erstickungsanfälle einstellen. Auf gleichem Boden steht das hysterische Räuspern, das ähnlich wie das hysterische Gähnen so ansteckend ist, daß es mit Leichtigkeit ganze Klassen in diesen Gähn- und Räuspertaumel hineinziehen kann.

Unter den Sprachstörungen ist die bekannteste die hysterische Stummheit. Im Anschluß an einen Schreck oder eine Strafe bleibt die Sprache vollkommen aus. Oder eine leichte Mundentzündung verdammt das Kind zur Stummheit. Oder es spricht ganz tonlos, dafür mit um so lebhafteren Gebärden. Dann wieder beginnt das hysterische Kind zu stottern, oft auf dem Wege der Nachahmung.

Auch den Verdauungsapparat ergreift die Hysterie. Die Kinder zeigen einen Widerwillen gegen bestimmte Speisen, der sich schließlich zu einer vollkommenen Nahrungsscheu auswachsen

Körperliche Erscheinungen. Krämpfe

kann. Oft holt das Kind heimlich das nach, was es sich öffentlich versagt und bleibt zum Erstaunen der Familie auf seinem Körpergewicht stehen. Gefährlicher erscheint das hysterische Erbrechen, das oft ohne Grund, meist aber im Anschluß an Aufregungen eintritt und sich gewöhnlich ganz bestimmte Stunden aussucht — meist die Zeit vor dem Schulgang oder ähnlichen Anlässen. Manchmal macht dies Erbrechen jede Nahrungszufuhr unmöglich. Der Widerwille gegen bestimmte Speisen (Idiosynkrasie) kann auf diesem oder einem ähnlichen Boden entstehen.

Dazu gesellen sich noch alle möglichen Erscheinungen, Nervenzucken, Nervenschmerzen, Schlundkrämpfe, bei denen die Kinder das Gefühl haben, als bewege sich in der Speiseröhre ein Kloß oder eine Kugel hin und her.

Seltener sind im Kindesalter die hysterischen Störungen der Gefühlstätigkeit, vor allem der Verlust des Schmerzgefühls in den einzelnen Gliedmaßen, so daß man eine Nadel durch eine Hautfalte stechen kann, ohne daß die Kinder das mindeste davon merken.

Häufiger sind eigentümliche Bewegungen, die an den Veitstanz erinnern, zum Grimassieren führen und gelegentlich von Rülpsen, Stöhnen, Schnaufen und anderen Muskelzusammenziehungen begleitet werden, die als üble Angewohnheiten und Unarten aufgefaßt werden.

Alle diese hysterischen Einzelsymptome zeichnen sich durch ihre außerordentliche Plumpheit aus. Sie sind aufdringlich, grob und oft geradezu grotesk. Je mehr man solche Kinder bedauert und verhätschelt, um so länger halten diese Erscheinungen an. Von einer Simulation, die man in solchen Fällen leicht annimmt, kann nicht die Rede sein. Diese Kinder versenken sich eben so tief in sich, daß sie von der Wucht dieser Erscheinungen felsenfest überzeugt sind.

Das gilt auch von den verhältnismäßig seltenen Krampfanfällen der hysterischen Kinder. Gewöhnlich schließen sie sich an unangenehme Gemütserregungen an. Die Kinder fallen mit einer gewissen Vorsicht um, und der Anfall geht meist in einer ganz ungefährlichen Lage vor sich. Meist suchen sie sich einen möglichst bequemen Tummelplatz ihrer Zuckungen aus, so daß nachher so gut wie nie Verletzungen nachzuweisen sind. Auch

Zungenbiß, Bettnässen und Pupillenstarre gehören nicht zu den Eigentümlichkeiten dieser Anfälle. Das Bewußtsein ist nicht vollkommen aufgehoben. Die Erinnerung ist meist wenigstens in gewissem Grade vorhanden. Die schweren hysterischen Anfälle, die bei den Erwachsenen in den merkwürdigsten Bewegungen und Verwirrtheitszuständen ausklingen, kommen bei den Kindern so gut wie gar nicht vor.

Das hysterische Kind vermag die Anfälle bis zu einem gewissen Grade selbst herbeizuführen. Einen epileptischen Anfall kann man dem Arzt nur selten vorführen. Die Hysterischen aber geben ihren Anfall zum besten, sobald der Arzt kommt, oder wenn sie das Sprechzimmer betreten. Oft genügt es, wenn ihnen gesagt wird, daß ein bestimmter Handgriff die Krämpfe auslösen wird, die der Arzt unbedingt sehen müsse, um sofort den Anfall in Tätigkeit treten zu sehen. Diese Anfälle werden daher von der Umgebung in der Regel nicht für ernst genommen, weil sie der festen Meinung ist, das Kind spiele nur Theater, zumal der Gesamteindruck des Anfalls sehr leicht ist und oft ein starkes Anschnauzen, Übergießen mit kaltem Wasser oder ähnliche kräftige Maßnahmen genügen, um die Kinder in das bewußte Leben zurückzurufen. Zudem stellen sich die Anfälle gern dann ein, wenn es dem Kinde bequem ist, für einige Zeit der Außenwelt entrückt zu werden. Wie das ganze Wesen des hysterischen Kindes theatralisch ist, haben diese Anfälle gleichfalls oft etwas Gekünsteltes.

Es ist auch durchaus möglich, daß die Hysterischen einen solchen Anfall mit voller Absicht ins Leben treten lassen können, indem sie sich selbst suggerieren, wie nützlich es für sie in diesem Augenblick ist, in einen solchen Zustand zu versinken. Darüber hinaus aber ist der Hysterische nicht Herr der Sache. Wie bei der Vortäuschung anderer Symptome sind sich die Hysterischen meist gar nicht bewußt, was sie eigentlich vorhaben. Gewiß schieben sie ihre Krankheitserscheinungen in den Vordergrund und simulieren im Notfall auch zielbewußt. Aber im allgemeinen sind die Grenzen zwischen der bewußten und der unbewußten Übertreibung sehr verschwommen, und von manchen Ärzten wird sogar die Simulation der Hysterischen selbst als Krankheitssymptom angesehen.

Kleine Anfälle. Wie bei den Epileptikern finden wir bei den Hysterischen neben den großen Anfällen die kleinen, die sich oft

Kleine Anfälle. Dämmerzustände 45

sehr wenig von den epileptischen unterscheiden. Aber auch ihnen ist oft der Stempel des Affektierten aufgedrückt, wie auch die Erinnerung meist besser erhalten ist.

Auch bei den hysterischen Absenzen bleiben die Kinder stehen, starren in die Luft, hören im Gespräch auf und fahren erst nach einiger Zeit damit wieder fort. Manchmal verfallen sie in Zustände, die einer Ohnmacht ähnlich sind und in einen schlafähnlichen Zustand übergehen können, der Stunden, Wochen, ja Monate dauern kann. Selten handelt es sich um einen ausgesprochenen Schlaf, meist nur um eine tiefe Schlaftrunkenheit. Die Kranken bleiben mit geschlossenen oder halbgeöffneten Augen im Bett liegen, lassen sich füttern und scheinen sich gar nicht um ihre Umgebung zu kümmern. Erwachen sie aus dem Schlaf, so wissen sie meist genau, was in der ganzen Zeit mit ihnen vorgefallen ist.

Dämmerzustände. Die hysterischen Dämmerzustände machen erst recht den Eindruck des Komödienhaften. Es sieht so aus, als spielten die Kranken in einer Theateraufführung mit, von der die Mitwelt sonst nichts sieht. Sie machen unverständliche Gebärden, lachen, weinen, führen dunkle Reden und zeigen in ihrem Gesichte den Ausdruck der lebhaftesten Teilnahme für alles, was sie zu sehen glauben. Manchmal singen sie mit verklärtem Gesichte Psalmen und scheinen allem Irdischen entrückt zu sein. In diesen lebhaften Wachträumen können sie ganz verwickelte Handlungen vornehmen. Auch hierbei kommt es zum Fortlaufen, gelegentlich auch zu verbrecherischen Handlungen.

Unter den nächtlichen Störungen, die sonst denen der Epileptiker ganz ähnlich sind, finden wir besonders somnambule Zustände, in denen die Kranken noch mehr wie die Epileptiker ganz bewußt zu handeln scheinen. Bisweilen geben sie Antwort, wenn man sie anredet, lassen sich aber im übrigen gar nicht stören. Tragen diese Wachträume — die Dämmerzustände der Nacht — eine ängstliche Färbung, so kommt es gewöhnlich zu Schreikrämpfen, die nur mit größter Mühe zu besänftigen sind.

Solche übertriebene, oft geradezu krampfartige Affektentladungen treten auch in wachem Zustande auf als Schrei-, Lach-, Weinkrämpfe. Wie alle hysterischen Erscheinungen zeichnen sie sich durch ihre Maßlosigkeit aus. Bei den geringfügigsten Anlässen fängt das Kind an zu lachen und gerät allmählich in einen solchen Lachtaumel, daß es schließlich Schmerzen hat und vor lauter Ermattung gar nicht mehr weiter kann. Unvermittelt gehen solche Anfälle manchmal in Weinkrämpfe über, die sich auch sonst an ganz harmlose Vorfälle anschließen können. Am schlimmsten für die Umgebung sind die Schreikrämpfe, die mit einer solchen Kraft und meist in einem so widerwärtigen Tonfall vor sich gehen, daß die Eltern alles tun, um das nervenzerrüttende Geschrei zu Ende zu bringen. Manchmal gehen diese Anfälle allerdings aus einer gräßlichen Angst hervor.

Psychische Symptome. Was sonst die psychischen Erscheinungen der Hysterie anbetrifft, ist es um die Intelligenz der hysterischen Kinder im allgemeinen ganz gut bestellt. Unter den Hysterischen findet man auch am meisten die Greuel des Erziehers, „die Wunderkinder". Meist sind sie niedlich, halten etwas auf ihr Äußeres und kleiden sich gut. Sie wissen sich recht anschaulich auszudrücken. Aber bei Licht besehen sind sie Blender. Es sind die altklugen Kinder, die sich in die Gesellschaft der Erwachsenen drängen, in alle Gespräche mischen und ihren Altersgenossen und den Erwachsenen nicht minder höchst widerlich sind. Meist bleiben sie in ihren Gesprächen an der Oberfläche haften, und geht man ihren Geistesäußerungen zu Leibe, so zerflattert das Bild der anscheinenden Geistreichigkeit meist sehr schnell. So geht es auch sonst den meisten hysterischen Kindern. Nur eins haben sie vor den epileptischen Kindern voraus. Die einmal vorhandene Intelligenz braucht der Krankheit kein Opfer zu bringen. Ihre Leistungen werden ihnen äußerlich sehr dadurch erleichtert, daß das Phantasieleben stark entwickelt ist. Daher nimmt auch bei ihnen die Neigung zum Lügen meist ganz übertriebene Formen an. Dem hysterischen Kinde fehlt jedes Gefühl dafür, was Phantasie und was Wirklichkeit ist. Es lügt meist unbewußt. Das kann sich schließlich zu einer Form dieser Neigung verdichten, die als Pseudologia phantastica bezeichnet wird. Nun lügen die Kinder beständig, ohne daß es ihnen zum Bewußtsein kommt, oft ohne jeden ersichtlichen Zweck, ja geradezu zu ihrem Nachteil. Bei ihrer mangelhaften Selbstbeherrschung, dem Fehlen jeder Kritik und der nötigen Hemmungen, setzt sie auch die wahllos in ihnen auftauchenden Wünsche in die Tat um.

Die Phantasie spielt auch wieder in der bedeutsamsten Weise

Psychische Symptome

in das Körperliche mit hinein. Wird das hysterische Kind von körperlichen Krankheitssymptomen betroffen, so empfindet es sie schwerer wie ein normales. Sieht es in der Umgebung irgendeine Krankheit, so bringt es sie zur eigenen Person sofort in die engste Beziehung, macht das fremde Krankheitsgefühl zum eigenen, und sehr leicht springt die Krankheit ganz auf das hysterische Kind über. Der allen Kindern angeborene Trieb zur Nachahmung steigert sich bei den Hysterischen ganz gewaltig. Da die Stimmung sehr stark durch äußere Einwirkungen beeinflußt wird, kommen die krankhaften Erscheinungen mit verblüffender Natürlichkeit zum Ausdruck. Auf diese Weise entstehen die Nachahmungskrankheiten der Hysterischen, die von dem Kinde mit aller Schärfe als wirklich empfunden werden.

Psychische Epidemien. Meist spielen sich diese psychischen Schulepidemien auf nervösem Gebiete ab. So kann der Veitstanz auf andere Schüler übergehen, so können Zitterbewegungen, Schreikrämpfe, Nervenzuckungen, Stottern, ja selbst Krämpfe auf die anderen Schüler der Klasse übertragen werden. Nicht alle Kinder werden von dieser geistigen Ansteckung befallen. Aber die geringste hysterische Veranlagung, die sonst gar nicht zum Ausdruck gekommen wäre, wird mitgegriffen. So werden auch kindliche Gemüter angesteckt, in denen man sonst die schwache hysterische Grundnatur nie geahnt hätte.

Die Leichtigkeit, mit der sich die Kinder in fremde Affektzustände hineinzuversetzen vermögen, hat eine besonders ernste Bedeutung bei den Selbstmordepidemien. Ein Schul- oder Anstaltsselbstmord erweckt leicht in den Gemütern hysterischer Kameraden die Vorstellung, daß sie jenen nacheifern müssen, und so greift diese Neigung im Handumdrehen auf andere Kinder über.

In der Maßlosigkeit ihrer Affekte springen die hysterischen Kinder in einem Augenblick von der schwermütigsten Stimmung zur ausgelassenen Fröhlichkeit über. Stets bewegen sich diese Stimmungen in einer Höhe, die wir bei Normalen nie beobachten. Diese launenhaften Kinder können nicht verstandesmäßig denken, ihre Gedanken werden stets von ihren Gefühlen überwuchert. Und diese Gefühle drehen sich fast immer nur um das eigene Ich. Durch alles, was sie tun und lassen, drängt sich die Ichsucht durch,

IV. Die Hysterie

zumal sie fast immer an einer zügellosen Selbstüberschätzung leiden. Sind sie krank, so schwelgen sie in ihren Leiden. Werden sie bestraft, so fühlen sie sich als Märtyrer, und solche Kinder sehnen sich oft geradezu nach Strafe. Auch bei ihnen ist es denn oft nicht weit bis zum Selbstmord. Derartige Versuche haben dann wieder ein durchaus komödienhaftes Gepräge. Oft drohen die Kinder damit und suchen noch für sich bestimmte Vorteile herauszuschlagen. Meist bereiten sie alles so vor, daß der Selbstmord noch rechtzeitig verhindert werden muß. Trotzdem muß man die Kinder dabei sehr vorsichtig behandeln. Denn klappt einmal nicht alles, dann geht die Sache über das gestellte Ziel heraus. Derartige kindliche Selbstmordkandidaten überreden noch andere Kinder, mit in den Tod zu gehen. Überschwengliche Briefe, die sie hinterlassen, klären die Mitwelt auf. Sehr gefährlich sind in dieser Beziehung auch die Zeitungsberichte über derartige Ereignisse. Schließlich kommt es zu den Schülerselbstmorden, die fälschlich der Schule zur Last gelegt werden.

Nichts macht den Hysterischen mehr Freude, als wenn sie sich im Mittelpunkte des Interesses wissen. Das Unechte, das in ihrem Treiben steckt, läßt oft die Vorbilder deutlich erkennen. Fühlt es in sich nicht die Kraft, seine Rolle nach außen durchzuführen, so läßt es diesen Komödien in seinen Gedanken freien Lauf. Dabei unterliegt es leicht allen Unsittlichkeiten, die an es herantreten, und sucht seine Anregungen in der Schundliteratur, es schwärmt für Kinos und unpassende Theaterstücke, es erwählt sich die sonderbarsten Kameradschaften.

Aus dem krankhaften Bedürfnis heraus, von sich reden zu machen, begeht es verbrecherische Handlungen. Es legt Feuer an, nur damit von den Brandstiftern recht viel gesprochen wird. Umgekehrt bezichtigen hysterische Kinder sich selbst gelegentlich aller möglichen Schandtaten, die sie dank ihrer Phantasie bis ins Kleinste auszumalen vermögen. Diese Mischung von Phantasie, bewußter Lüge und der Sucht, bekannt zu werden, läßt sie vor Gericht falsches Zeugnis ablegen. Hysterische Kinder sind die gefährlichsten Zeugen. Ihre Angaben schmücken sie mit allen Einzelheiten aus. Dieser Trieb macht sich bei ihnen um so heftiger geltend, als sie oft eine merkwürdige Vorliebe für Polizei und Gerichte haben.

Hysterische Entartung

Aus demselben Hunger nach dem Ungewöhnlichen täuschen sie auch Überfälle durch unbekannte Verbrecher vor und bringen sich sogar selbst Verletzungen bei, zumal ihre Unempfindlichkeit ihnen das sehr erleichtert. Wenn sie krank sind, reiben sie das Thermometer, um Fieber vorzutäuschen. Wenn sie Wunden haben, arbeiten sie daran herum und lockern die Verbände, um die Heilung zu verzögern.

Die Sucht nach dem Ungewöhnlichen zeitigt schließlich auch die Schulflucht und den Hang zum Herumstrolchen. Die Lektüre von Abenteuer= und Indianerbüchern entflammt in ihnen die Schwärmerei zum Romantischen und treibt sie auf die Landstraße, wobei sie gerne andere Kinder mitnehmen.

Ist bei ihnen der eigene Wille auch noch so sehr geschwächt, so haben sie doch oft einen merkwürdigen Einfluß auf ihre Altersgenossen. Die auffallende Wucht ihrer Affekte, ihre Sprachgewandtheit, ihr schauspielerisches Wesen verleihen ihnen sogar gelegentlich das Übergewicht über geistig nicht sehr regsame Erwachsene. Die ganze Umgebung, Eltern, Erziehungs= und Aufsichtspersonen, verfällt dann oft der Willkür des verzogenen Kindes.

Hysterische Entartung. Liegt die Erziehung so vollkommen brach, dann vollzieht sich um so schneller die hysterische Entartung, die durch die Pubertät vorzeitig gesteigert und beschleunigt werden kann, zumal diese Kinder in geschlechtlicher Beziehung oft sehr früh entwickelt sind. Dann macht die asoziale Entwicklung des Kindes schon frühzeitig reißende Fortschritte.

Die Bedeutung der Hysterie für die Kinderzeit gründet sich im wesentlichen auf die Behandlung der Einzelsymptome. Allerdings läßt sich durch Stählung des Charakters und entsprechende Behandlung noch die Widerstandskraft heben, so daß sie den Stürmen der Pubertät und des Lebens gefestigter entgegensehen können. Sie verlangt besonders bei der Berufswahl Berücksichtigung. Ihr Mangel an Ausdauer, die starke Beeinflußbarkeit durch andere, die Fülle der krankhaften Erscheinungen verschließen ihnen von vornherein manchen Beruf.

V. Nervosität und Nervenkrankheiten.

Wesen der Nervosität. Bei dem Krankheitsbegriff, der als Nervosität, als Nervenschwäche bezeichnet wird, handelt es sich im Grunde genommen nicht um eine Erkrankung nur der Nerven. Das ganze Nervensystem, also auch Gehirn und Rückenmark, antworten auf schädliche Reize durch eine übermäßig gesteigerte Reizbarkeit und Erschöpfbarkeit.

Eine Form der Nervenschwäche besteht von Geburt auf und stellt eine Form der allgemeinen geistigen Entartung dar. Eine andere wird im Leben erworben und ist im wesentlichen das, was gewöhnlich als Neurasthenie bezeichnet wird. Meist ist aber auch hierbei die Grundlage nicht ganz einwandsfrei. Es handelt sich nur um eine Steigerung dieser krankhaften Anlage. Ein gesundes Gehirn unterliegt diesen ungünstigen Einflüssen nur vorübergehend und in wenig erheblichem Maße. Aus den Vertretern der angeborenen Nervenschwäche rekrutiert sich später ein gutes Teil der Menschen, die nichts vertragen können, unter der geringsten Last zusammenbrechen, dabei aber meist mit dieser Unzulänglichkeit des Nervensystems kokettieren und die Mitwelt unter ihrem Mangel an Selbstbeherrschung leiden lassen.

Ursachen. Sehr ausgeprägt ist bei der angeborenen Nervosität der Einfluß der erblichen Belastung. Die Kinder haben dieselben nervösen Beschwerden, dieselben Angewohnheiten, dieselben Tiks wie ihre Eltern. Fieberhafte Krankheiten und Ernährungsstörungen, besonders in den ersten Lebensjahren, ergreifen oft auch das Nervensystem.

Die Kinder werden äußerst empfindlich gegen ganz belanglose Reize und kleine Unannehmlichkeiten, die ein gesundes Kind nie aus dem seelischen Gleichgewicht bringen würden. Sehr ungünstig wirken auch Erkrankungen der Sinnesorgane. Ungünstige hygienische Verhältnisse verdoppeln die Zahl der Reize, die auf das nervöse Kind einstürmen. Übertriebene Züchtigungen vermehren die Reizbarkeit. Die Nervengifte, vor allem der Alkohol, zerrütten die Nerven der Kinder noch mehr wie die der Erwachsenen und steigern vorhandene leicht nervöse Krankheits-

Wesen. Urſachen 51

erſcheinungen ganz erheblich. Schon in den kleinſten Doſen ver=
nichtet er die Arbeitsfreudigkeit und Arbeitsfähigkeit. In den
letzten Jahren macht ſich der ungünſtige Einfluß des Nikotins
immer ſtärker bemerkbar. Der Dauergenuß der Zigarette ſtei=
gert die Reizbarkeit und züchtet die Schlafloſigkeit.

Unter den äußeren Schädigungen ſtehen oft in erſter Linie
Maßnahmen, die gerade bei nervöſen Kindern oft als Heilmittel
dienen ſollen. Das gilt vor allem von den körperlichen Übun=
gen, vom Turnen, den Spaziergängen, den Bewegungsſpielen.
Wird durch eine übertriebene Ausnutzung dieſer an und für
ſich äußerſt wohltätigen Maßnahmen die Ermüdungsgrenze über=
ſchritten, dann ſind ſehr bald nervöſe Erſcheinungen da, ebenſo
wie bei der wahllos ausgeübten Kaltwaſſerbehandlung. Bei zar=
ten, blutarmen und ſkrofulöſen Kindern kann ſie ſehr unange=
nehme nervöſe Zuſtände zeitigen. Das gleiche gilt von der an=
geblichen Abhärtung durch brunnenkaltes Waſſer und übertrie=
benes Schwimmen. Eine Ermüdung, wie ſie durch den Schul=
unterricht hervorgerufen wird, kann durch körperliche Anſtren=
gungen nicht beſeitigt werden.

Weiterhin ſchädlich iſt die geſteigerte geſchlechtliche Erregbar=
keit mit ihren Folgen. Eine maßlos betriebene Onanie kann
ſchwere nervöſe Reizerſcheinungen ins Leben rufen.

Befördert wird die Ausbildung der Nervoſität durch alles
das, was eine möglichſt ſchnelle Entwicklung des Kindes, eine
künſtliche Frühreife hervorrufen ſoll, alſo Teilnahme am Unter=
richt vor der planmäßigen Zeit, frühzeitige Belaſtung mit frem=
den Sprachen, eine muſikaliſche Dreſſur. Die meiſten Wunder=
kinder bezahlen die Eitelkeit der Eltern mit ihrem Nervenruin.
Sie ſelbſt tragen oft dazu ihr Teil bei durch ihre Leſewut, die
ſie der Bewegung in der friſchen Luft entzieht, ſich nicht an den
Spielen ihrer Altersgenoſſen beteiligen läßt und durch die un=
geſunde Stellung die Augen überanſtrengt. Theater und ſonſtige
Aufführung tun denſelben Dienſt, führen ihm viele Eindrücke
zu, denen ſein Nervenſyſtem nicht gewachſen iſt und bringen es
um ſeine Nachtruhe. Bei den Kinos geſellen ſich zu der Wahl
der grellen Stoffe die ſtarken Anforderungen, die an ſeine Augen
geſtellt werden. Das Anſtarren der hell beleuchteten Fläche in
dem dunkeln Raum bei dem ſchnellen Ablauf der Vorgänge wirkt

4*

oft geradezu hypnotisch. Die Wahl der Stücke erfüllt das Denken nervöser Kinder mit dem bedenklichsten Inhalt.

Eine weitere Quelle sprudelt wieder in der Familie. Sind die Kinder vom Verkehr mit Altersgenossen abgeschlossen, dann wird durch den Verkehr mit Erwachsenen ihr Gedankeninhalt mit Dingen durchsetzt, die sie nicht verdauen können. Da ihnen die gesunden Kinderspiele meist versagt bleiben, wird bei ihnen die Nervenüberreizung gesteigert. Werden die Kinder Dienstboten oder anderen ungeeigneten Gewalten überlassen, dann steigert diese zerrissene Erziehung die Nervenüberreizung, die auch durch den Verkehr mit nervösen oder geistig nicht normalen Familienmitgliedern bedenklich genährt werden kann. Verderblich wirkt auch das Beispiel der nervösen Eltern, die sich rücksichtslos den Ausbrüchen ihrer Affekte überlassen. Die Selbstzucht lernt es nicht, und so steigert sich die innere Haltlosigkeit von selbst. Nur zu oft wird hier auch der besänftigende Einfluß religiöser Vorstellungen vermißt. Lockern sich die Familienbande, werden die sittlichen Grundsätze schwankend, dann wuchert die Nervosität um so leichter empor. Auch wenn die Kinder unterschiedslos an allen Freuden der Erwachsenen teilnehmen können, muß das kindliche Nervensystem dem Unverstand der Angehörigen seinen Zoll zahlen. Auf der Schule tritt dann noch die Überbürdung dazu.

Fraglos wird ja hier oft dem kindlichen Geiste viel Schwerverdauliches zugemutet, und ein wenig widerstandsfähiger Geist kann unter der Last des Stoffes und der Arbeit zusammenbrechen. Aber allein dadurch wird eine Nervosität nicht ins Leben gerufen. Als bestes Ventil gegen die Überbürdung steht dem Kind die Unaufmerksamkeit zu Gebot. Die Anforderungen der Schule stehen im übrigen meist gewaltig hinter dem zurück, was zu Hause von der nervösen Widerstandsfähigkeit des Kindes verlangt wird. Das nervöse Kind muß im Gegenteil geradezu dazu angehalten werden, seinen Pflichtenkreis auszufüllen. Wohl aber ist die Schule ein Prüfstein für minderwertige Naturen, und hier entscheidet es sich bald, ob eine Sonderbehandlung nötig ist.

Symptome. Oft läßt sich schon in den ersten Lebenstagen die nervöse Veranlagung deutlich erkennen. Die Kinder sind gegen einfache Sinnesreize auffallend empfindlich. Helles Licht läßt sie blinzeln. Beim geringsten Lärm fahren sie zusammen. Sie wollen sich nicht waschen lassen, wie sie auch später eine auffallende Wasserscheu zeigen. Manchmal sträuben sie sich auch auf das heftigste gegen das Anziehen. Später werden sie nie damit fertig, greifen bald hier, bald dort zu und kommen nicht vom Fleck.

Dann sind sie bei jedem kleinen Mißgeschick außer sich. Die Überempfindlichkeit gegen optische und akustische Reize nehmen sie in das spätere Leben herüber. Auf das empfindlichste werden sie berührt, wenn der Griffel auf der Tafel knirscht oder Leinewand zerrissen wird.

Sie können nicht allein und nicht im Dunkeln sein, und beides löst oft die heftigsten Angstzustände aus, zumal wenn sie durch eine falsche Erziehung, vor allem durch das Bangemachen der Dienstboten darin bestärkt werden.

Tief in der ganzen Anlage wurzelt die krankhafte Schreck=haftigkeit. Bei dem geringsten Laut fahren diese Kinder zu=sammen und werden blaß oder hochrot im Gesicht, der Puls fliegt, sie zittern am ganzen Körper. Stundenlang können dann heftige Angstzustände anhalten. Gewaltkuren, Einsperren in ein dunkles Zimmer, in den Keller, Erscheinenlassen des schwarzen Mannes steigern diese Schreckhaftigkeit.

Stets ist die Stimmung bei diesen Kindern schwankend und die Reizbarkeit stark gesteigert. Tut man ihnen nicht den Willen, so beginnen sie zu schreien, mit den Füßen zu stampfen und sich auf den Boden zu werfen, bis sie so ermüdet sind, daß sie nicht weiter können.

Läßt man ihnen den Willen, so entwickeln sich solche Kinder bei dem Unverstand der Eltern zu Tyrannen ihrer Umgebung. Nur wenn ihnen ein überlegener Wille entgegentritt, können sie wieder zur Vernunft gebracht werden.

Manchmal schwanken sie zwischen dieser zornmütigen Er=regung und einer zerflossenen Weichlichkeit hin und her. Sie spinnen sich leicht in ihre Leiden ein und verweichlichen sich geistig immer mehr.

Auf diesen Zustand der reizbaren Schwäche wirken die gewöhnlichen Tagesereignisse erregend ein. Die geringste Klei=nigkeit bewirkt eine Zunahme der nervösen Reizbarkeit.

Viele nervöse Kinder können nicht zur festgesetzten Stunde einschlafen. Sie sind hochgradig müde, möchten auch selbst gerne schlafen. Bringt man sie aber zu Bett, so werden sie sehr bald wieder munter, tollen, scherzen und fallen nach längerer Zeit in einen unruhigen Schlaf. Falsche Behandlung, Überfüllung des Magens, Zuführung von aufregenden Reizen steigern das Übel noch, und nicht minder die Mittel, die man oft dagegen anwendet, Wiegen auf den Armen, Zureden oder gar Verabfolgung von Schlafmitteln.

Der Schlaf selbst ist unruhig, es kommt zum Zähneknirschen, zum Aufschrecken aus dem Schlafe, zum Sprechen im Schlaf, zum Phantasieren. Manchmal springen die Kinder nachts mit einem lauten Aufschrei vom Lager empor, stieren vor sich hin und scheinen eine gräßliche Angst zu haben. In den schwersten Fällen sehen sie sogar Gestalten und hören Drohungen. Meist schließen sich diese Zustände an bestimmte Veranlassungen an, im Gegensatz zu dem gleichen Verhalten epileptischer Kinder: Lesen von Greuelgeschichten, Erzählungen schreckhaften Inhalts, Besuch des Theaters und von Kinos. Am anderen Morgen sind die Kinder meist schwer erschöpft.

Oder der Schlaf ist sehr oberflächlich. Bei jeder Kleinigkeit erwachen die Kinder. Am Morgen sind sie nicht ausgeschlafen, verdrießlich, reizbar, weil sie überhaupt erst in den letzten Morgenstunden fest schlafen. In den ersten Schulstunden sind sie infolgedessen gar nicht leistungsfähig und dadurch dem Lehrer meist wohlbekannt.

Sehr oft nehmen sie bestimmte Angewohnheiten mit in den Schlaf herüber. Sie können nur in einer ganz bestimmten Lage schlafen, sie lutschen an den Fingern, an der Bettdecke und machen vor dem Einschlafen bestimmte Hand- und Kopfbewegungen. Ergeben sie sich aus innerer Unruhe der Onanie, so wird die Abspannung noch mehr gesteigert. Gelegentlich verfallen sie auch dem Bettnässen, haben dann aber in der Regel ein lebhaftes Interesse daran, es wieder möglichst schnell los zu werden.

Tagsüber lastet auf solchen Kindern meist eine quälende Müdigkeit und ein gesteigertes Schlafbedürfnis. Selten kommen sie ohne einen Nachmittagsschlaf aus. Der Tagesschlaf, der in manchen Fällen zu irgendeiner Zeit ohne jede Vorbereitung einsetzt,

Symptome

befreit diese Kinder nicht von ihrer Verdrossenheit und ihrer mangelhaften Leistungsfähigkeit. Trotzdem kommt es dann bei ihnen nicht selten dazu, daß sie ganz regelmäßig nur am Tage schlafen und in der Nacht wachen.

Die Furcht vor ihren Angstzuständen und schreckhaften Träumen hält solche Kinder sogar gelegentlich davon ab, in das Bett zu gehen. Sie verlangen, daß ein Licht im Schlafzimmer brennt, daß jemand an ihrem Bett sitzt oder in ihrem Schlafzimmer schläft. Damit treiben sie sich immer tiefer in diesen krankhaften Zustand hinein.

Bei den nervösen Kindern, die schon gewöhnlich sehr ängstlich sind und ihre Angstzustände aus der Nacht mit in den Tag herübernehmen können, steigert sich das zu den verschiedensten Phobien, d. h. zur Furcht vor Dingen, die sonst nicht geeignet sind, Furcht zu erregen. Hierher gehört die Furcht davor, an einem fließenden Wasser vorbeizugehen, einen großen Platz zu überschreiten, eine Straße zu kreuzen oder auf der Eisenbahn zu fahren. Andere Kinder wieder fürchten sich maßlos vor den harmlosesten Tieren, sie mögen kein Metall berühren, sie wittern im Essen etwas Unreines.

Das führt zu den Zwangsvorstellungen. Die Kinder stehen im Banne bestimmter Vorstellungen, die sie nicht los werden können. Sie müssen immer denselben Gedanken denken, sie müssen vor sich hingrübeln, sie verspüren einen unwiderstehlichen Antrieb, bestimmte Handlungen zu begehen, obgleich sie von deren Torheit vollkommen überzeugt sind. Sie müssen immer dieselbe Melodie vor sich hinsingen, eine bestimmte Zahlenreihe wiederholen und im Unterricht zwecklose, gleichsam symbolische Handlungen vornehmen. Unter diesem Zwang leiden sie außerordentlich und fühlen sich nur vorübergehend erleichtert, wenn sie die betreffende Handlung vorgenommen haben.

Auf gleichem Boden steht eine schwere Nahrungsscheu, die sich oft an bestimmte Verdauungsstörungen anschließt oder in der Aufnahme gewisser, dem Kinde unangenehmer Speisen wurzelt. Sie behalten diesen Widerwillen dauernd bei und gehen der Nahrungszufuhr so hartnäckig aus dem Wege, daß sie infolge dieser planmäßig durchgeführten Nahrungsverweigerung ernstlich herunterkommen können, um so mehr, als das nervöse Kind

auch sonst an den mannigfachsten körperlichen Krank=
heitserscheinungen leiden kann. Zu dem Kopfschmerz ge=
sellt sich der Schwindel, der so heftig werden kann, daß es zum
Erbrechen kommt, das auch sonst ohne jede äußere Veranlassung,
manchmal im Anschluß an Aufregungen, auftreten kann.

Über alledem schwebt die gesteigerte Ermüdbarkeit.
Durch alle körperlichen und geistigen Leistungen werden diese
Kinder in so unverhältnismäßig hohem Maße angegriffen, daß
ihnen auch eine sich in den gewohnten Grenzen bewegende Er=
holung die Leistungsfähigkeit nicht wiedergeben kann. Allmäh=
lich tritt an Stelle der normalen Ermüdung nach entsprechenden
Leistungen eine dauernde krankhafte Müdigkeit, die auf
der Stimmung und der Leistungsfähigkeit schwer lastet. Hat
ein sonst tüchtiger nervöser Schüler in den ersten Schulstunden
noch gegen die Ermüdungsfolgen der letzten Nacht anzukämpfen,
so bricht er in den letzten Stunden unter der neu erworbenen
Müdigkeit immer mehr zusammen, so daß er trotz seiner Be=
gabung allmählich hinter schwächeren Schülern zurückbleibt.

Die nervösen Kinder sind zerstreut, werden durch alles mög=
liche abgelenkt und können sich nicht zusammenfassen. Die Auf=
merksamkeit zerflattert schnell, und weit abliegende Gedanken
und Vorstellungen jagen durch das Gehirn. So bleiben selbst
tüchtige Schüler hinter ihren geistig schwächeren Genossen zu=
rück. Gewissenhafte Kinder, die vergebens dagegen ankämpfen,
werden allmählich so niedergeschlagen, daß es wieder bei ihnen
zum Selbstmord kommen kann. Dabei lastet die Schuldisziplin
besonders schwer auf ihnen. Leiden sie unter der Unzufrieden=
heit des Lehrers, so steigern sich diese Hemmungserscheinungen.

Allmählich bleiben in ihnen immer dieselben Gedanken haf=
ten, der ganze Gedankenlauf scheint geradezu stille zu stehen.
Solche Schüler können schließlich sogar den Anschein geistiger
Schwäche erwecken.

Alle diese Widerstände werden doch noch überwunden, wenn
die Schüler Interesse an einer Sache haben. Dann bezwingt die
angeborene gute Veranlagung die Ermüdung. Natürlich rächt
sich diese Überanstrengung durch entsprechend schlechtere Lei=
stungen auf anderen Gebieten. Oft will das nervöse Kind auch
das nicht leisten, was ihm erreichbar wäre. Die Willens=
schwäche, die sich so kundgibt, sucht meist diesen Ausfall durch

Ermüdbarkeit. Unarten

einen außerordentlichen Eigensinn zu ersetzen, der sich auf das versteift, was ihm verboten ist.

Schwieriger noch gestaltet sich die Sache, wenn sich die Nervosität auf einer geistig minderwertigen Grundlage aufbaut. Diese Form der Nervosität tritt besonders dann zutage, wenn der schwächer Begabte auf die Schule kommt. Sehr schnell versagt dann sein Auffassungsvermögen, Merkfähigkeit und Gedächtnis gehorchen ihm nicht, vor allem, wenn er merkt, daß er nicht in Begriffen denken kann. Der Schulzwang lastet schwer auf ihm, da dieser dauernd von ihm Leistungen fordert, denen er nicht gewachsen ist. Dann bricht das Nervensystem bald zusammen. Diesen Leidensweg müssen besonders die schwachbefähigten Schüler der höheren Schulen gehen, die der falsche Ehrgeiz der Eltern immer von neuem weiterzutreiben sucht, und die nur die äußersten Anstrengungen und die Ausnutzung des mechanischen Gedächtnisses eine Zeitlang zu dieser Zwangsbildung befähigen. Wenn dann noch der Einzelunterricht die freie Zeit beschneidet, werden oft besonders schwere Grade von Nervosität gezüchtet.

Die Schwierigkeiten, die das nervöse Kind in der Schule belasten, werden noch durch die innere Unruhe, die es stetig erfüllt, vermehrt. Schon als kleine Kinder zeigen sie einen starken Bewegungsdrang, und der häufige Wechsel zwischen zügelloser Ausgelassenheit mit schwerster Ermüdung ist für das erste Lebensalter sehr kennzeichnend. Solche Kinder verlangen immer nach Beschäftigung, stets müssen sie alle ihre Spielsachen um sich herum haben. Später springt das nervöse Kind immer von einem zum anderen und wird durch jeden neuen Eindruck so abgelenkt, daß eine Abspannung erfolgen muß.

Auch die Willensäußerungen sind schwankend, Selbstzucht ist dem nervösen Kinde nicht gegeben.

Manche dieser anscheinenden Krankheitserscheinungen sind allerdings Unarten, die durch eine falsche Erziehung noch zu einer weiteren Ausartung gebracht werden. Gerne deckt die weichliche Verwandtschaft diese Fehler mit dem Mantel der Nervosität zu und vergrößert gleichzeitig nur diese Fehler.

Viele nervöse Erscheinungen sind eben ausgleichbar. Dazu sind die nervösen Kinder, wenn sich das Übel in annehmbaren Grenzen hält, oft sehr leistungsfähig, und von diesem Gesichtspunkte aus haben die nervösen Kinder in mancher Beziehung entschieden den Vorzug vor anderen geistigen Abweichungen des Kindesalters, vor allem vor den apathischen und gleichgültigen Veranlagungen.

Chorea. Von den sonstigen Nervenkrankheiten, die für das Kindesalter bedeutungsvoll sind, ist vor allem der Veitstanz, die Chorea, zu nennen, die mehr Mädchen als Knaben befällt. Meist schließt sie sich an einen akuten Gelenkrheumatismus an, der allerdings oft übersehen wird. Es handelt sich wahrscheinlich um eine Infektion, deren Krankheitsträger gleichzeitig oft das Herz befallen, das auch erkranken kann, obgleich die Gelenke frei bleiben. Auch durch psychische Erregungen kann sie ausgelöst oder doch verschärft werden. Auch die Überbürdung im Schul= unterrichte wird als Ursache beschuldigt. Die ersten Anfänge werden übersehen, die Bewegungsunruhe als Unart bestraft, und da das Kind auch oft dem Unterricht nicht folgen kann, setzt eine schnell um sich greifende Verschlimmerung ein. Da auch sonstige Erregungen, Schreck usw., die gleiche ungünstige Wir= kung haben, ist die unbedingteste Ruhe erforderlich.

Vor dem Ausbruch der Krankheit klagen die Kinder wie bei anderen Infektionskrankheiten meist längere Zeit über Mattig= keit, Kopfschmerzen, essen schlecht, schlafen unruhig und werden empfindlich und reizbar.

Allmählich setzen unwillkürliche Muskelbewegungen ein. Die Kinder können nicht sitzen, machen beständig zuckende Bewegun= gen, kratzen sich in den Haaren, schütteln den Kopf, scharren mit den Füßen auf der Erde, schmatzen und kneifen die Stirne zu= sammen oder spitzen den Mund. Die Sprache wird verschwommen und undeutlich, als ob sie einen Kloß im Munde hätten, weil die Zunge beständig dieselben zuckenden Bewegungen macht. Im Schlaf hören diese Bewegungen auf und werden dafür um so stärker, wenn die Kinder erregt werden oder sich beobachtet fühlen. Bei beabsichtigten Bewegungen nimmt die Muskel= unruhe zu. Zu den einfachsten Verrichtungen brauchen die Kin= der lange Zeit und werden dadurch stark ermüdet. Während sie vorher oft sehr geschickt waren, sind sie selbst in leichten Fällen jetzt sehr unbeholfen, können sich nicht mehr an= und auskleiden und lassen alle möglichen Gegenstände aus der Hand fallen.

In der Schule können sie nicht ruhig sitzen und schneiden Grimassen. Die Schrift wird zitterig und verzogen, die Begrenzungslinien werden nicht innegehalten, so daß die Schrift zuletzt ganz unleserlich wird. Die Zuckungen des Kehlkopfes und der Zunge rufen eine Sprachstörung hervor, die in Stottern und Stammeln ausarten kann, so daß sie dem Unterricht sehr schlecht folgen können.

Alle diese Störungen können manchmal eine geistige Schwäche vortäuschen, die der tatsächlichen Leistungsfähigkeit nicht entspricht. Sonst werden sie mit der Zeit noch dazu nervös, übelnehmerisch, launenhaft und ermüden leicht. Diese geistige Veränderung kann bestehen bleiben, wenn die körperlichen Erscheinungen längst verschwunden sind. In den schwersten Fällen kann es sogar zu Sinnestäuschungen und Verwirrtheitszuständen kommen. Dann nehmen die Muskelzuckungen die heftigsten Formen an. Kopf und Gliedmaßen werden beständig hin und her geschleudert, Sprechen und Nahrungsaufnahme sind so gut wie unmöglich, und die übergroße Erschöpfung kann sogar den Tod herbeiführen. Sonst aber nimmt die Krankheit meist einen günstigen Verlauf, wenn sie auch manchmal zu Wiederholungen neigt. Oft bleibt Unlust zur Arbeit, Verdrossenheit und Herabsetzung der Merkfähigkeit lange Zeit bestehen. Zu berücksichtigen ist besonders, daß das Herz erkrankt sein kann. Nicht zu verwechseln damit sind die veitstanzähnlichen Bewegungen, die wir gelegentlich bei Idioten beobachten. Es sind Dauererscheinungen, die wahrscheinlich auf Reizvorgänge in der Hirnrinde zurückgeführt werden müssen.

Der Veitstanz kann in der Schule ansteckend wirken. Dann handelt es sich bei den Opfern dieser Ansteckung nicht um die Chorea, sondern um die Hysterie oder ähnliche Zustände von geringer geistiger Widerstandsfähigkeit, die allerdings dann auch ganze Klassen damit behaften kann, so daß die Schule geschlossen werden muß. Das choreatische Kind muß deshalb unbedingt so bald wie möglich aus der Schule entfernt werden.

Tiks. Eine weitere Bewegungskrankheit sind die Tiks, das Nervenzucken, dessen bekannteste Form das Gesichtszucken ist. Neben den krankhaften Tiks, die durch Reizerscheinungen des Gehirns hervorgerufen werden, kennen wir den Gewohnheits-

V. Nervosität und Nervenkrankheiten

tik, der ein Zerrbild der auch bei normalen Kindern vorkommenden Unarten und Angewohnheiten darstellt. Auch idiotische Kinder schaukeln sich hin und her, wiegen sich wie eine Pagode und stoßen dazu ein eintöniges Geschrei aus. Ähnliche Bewegungen geben auch normale Kinder gelegentlich von sich. Sie runzeln die Stirn, zucken mit den Wangenmuskeln, schnüffeln, zucken mit den Schultern und beißen sich auf die Lippen. Zum Teil handelt es sich um automatische und reflexartige Bewegungen, die vom normalen Kind bald wieder unterdrückt werden. Später werden daraus Angewohnheiten, die zum Teil aus zweckmäßigen Abwehrbewegungen hervorgehen können (Blinzeln bei Fremdkörpern am Auge). Andere Tiks wieder stellen Ausdrucksbewegungen beim Sprechen dar. Meist sind sie auf den lebhaften Nachahmungstrieb des Kindes zurückzuführen. Geht man nicht rechtzeitig gegen sie vor, so erstarren sie gewissermaßen, sind sehr schwer auszurotten und greifen schließlich auf andere Muskelgruppen über, so daß nun dauernd die abenteuerlichsten Muskelzusammenziehungen und Bewegungen ausgeführt werden. Die unglücklichen Träger können dadurch zur Verzweiflung gebracht werden. Geht man rechtzeitig gegen diese Zustände vor, so sind sie meist schnell zu beseitigen. Sonst können schließlich die bedauernswerten Träger dieser Krankheit zur Verzweiflung gebracht werden.

Basedowsche Krankheit. In das psychische Gebiet kann auch in diesem Alter die Basedowsche Krankheit übergreifen, die in ihren ersten Anfängen in der Pubertät auftritt.

Die Schilddrüse entartet zum Kropf, die Augäpfel sind stark vorgetrieben (Glotzaugen), die Herztätigkeit ist unruhig und beschleunigt, die Finger zittern, es kommt zu starken Schweißausbrüchen. Dabei ist die Stimmung sehr wechselnd, die Kinder sind kribbelig, im Unterrichte unregelmäßig leistungsfähig. Ab und zu tritt eine stärkere Schwellung der Schilddrüse ein, und dann steigern sich gleichzeitig die psychischen Erscheinungen. Da diese Krankheit sich später in der unangenehmsten Weise ausprägt, empfiehlt es sich, ihre Behandlung möglichst frühzeitig in Angriff zu nehmen.

Traumatische Erscheinungen. Zu erwähnen sind noch die Folgen schwerer Schädelverletzungen. Obgleich die Bedeutung derartiger Verletzungen bei Kindern nicht übertrieben werden darf, stellen sich doch manchmal im Anschluß an sie nervöse Krankheitszustände ein. Nicht selten bleibt das Kind auf derselben Entwicklungsstufe stehen. Oder der Charakter ändert sich in der einschneidendsten Weise. Kinder, die bis dahin leicht zu lenken waren, werden bösartig, widerspenstig, gewalttätig. Es kann auch zu Krämpfen und Schwindelanfällen kommen, gelegentlich sogar zu Erscheinungen, die denen der Epilepsie, der Hysterie, der Nervenschwäche ähneln. Die Kinder werden reizbar, ihre Fassungskraft läßt nach, die Stimmung wird ungleichmäßig. Wieder können sich Verstimmungszustände in ziemlich regelmäßigen Abständen einstellen, in denen die Kinder im Gegensatz zu ihrem sonstigen Verhalten vor sich hinbrüten und im Unterricht sich nicht zusammenfassen können. In den letzten Unterrichtsstunden und besonders im Nachmittagsunterricht ermüden sie leicht, und wenn sie erblich belastet und schwach veranlagt sind, kann es auch zu vorübergehenden Bewußtseinsstörungen kommen. Mit Rücksicht auf die Möglichkeit des Eintretens derartiger Erscheinungen müssen Kinder, die eine derartige Schädelverletzung durchgemacht haben, besonders im Auge behalten werden.

Auch die übrigen Nervenkrankheiten, die im Kindesalter vorkommen, verbinden sich fast ausnahmslos mit psychischen Störungen. Aber ihre sonstigen Erscheinungen sind immer so schwer, daß sie sich der Beobachtung nicht entziehen können und unbedingt ein ärztliches Eingreifen erheischen. Immer ist zu berücksichtigen, daß die geistigen Reiz- und Erschöpfungserscheinungen dem Ausbruch der körperlichen Nervensymptome vorausgehen können, so daß wir auch bei anscheinend lediglich geistigen Störungen das Nervensystem nie vernachlässigen dürfen.

VI. Die Psychopathen.

Begriff. Die Psychopathen, oder wie sie sonst genannt werden, die psychopathischen Konstitutionen, die psychopathischen Minderwertigkeiten, die Degenerierten, die Instablen, die Desequilibrierten stellen die Grenzfälle zwischen geistiger Gesundheit und Krankheit dar. Meist sind sie die Sorgenkinder der Familie und der Schrecken der Lehrer. In keinem Berufe kommen sie weiter, leicht verfallen sie dem sozialen Absturz. In allen Aufbewahrungsanstalten sind sie wenig angenehme Gäste. Sie selber leiden oft nicht weniger unter der Last der Tatsache, daß eigentlich nirgendswo für sie eine Stätte ist, und daß man ihrer Eigenart nur schwer gerecht werden kann.

Die Intelligenz lassen diese Störungen in der Regel im wesentlichen frei, ihre Krankheitserscheinungen bewegen sich meist auf dem Gebiet der Phantasie, des Gemüts und des Willens. Tatsächlich handelt es sich bei ihnen um eine krankhafte Verbildung der geistigen Persönlichkeit.

Wesen. Das Wesentliche dieser Zustände liegt in der Ungleichmäßigkeit der geistigen Entwicklung, auf deren Boden alle möglichen Charaktereigenschaften in der seltsamsten Mischung nebeneinander stehen. Die Sprunghaftigkeit dieser Charakterbildung zeitigt immer wechselnde Bilder und die verworrensten Verzerrungen des seelischen Ausdrucks. Viele Originale und Sonderlinge, die Unverstandenen, die Einspänner, die problematischen Naturen und andere auffällige Ausnahmeerscheinungen sind fast ausnahmslos unter dem Gesichtswinkel der Psychopathie zu verstehen. Man hat gelegentlich auch die Folgeerscheinungen geistiger Krankheiten als psychopathische Eigenschaften aufgefaßt. Wir müssen aber daran festhalten, daß die echten Psychopathien von Geburt auf bestehen. Sie sind meist vererbt und tragen in sich die Neigung, weiter zu entarten und der Nachkommenschaft das gleiche üble Erbteil zu hinterlassen.

Schon in der Kindheit treten uns alle Vertreter dieser wenig erfreulichen Abart des menschlichen Geistes entgegen. Von den äußeren Umständen sind sie außerordentlich abhängig. Manchmal bringt ihre Intelligenz es mit sich, daß die Mitwelt sich mit ihrem Versagen auf sonstigen Gebieten abfindet. Sonst aber beugen sie sich äußeren Einflüssen widerstandslos und huldigen dem Augenblick. Sie sind der Spielball ihrer Stimmungen und Launen und haben oft ihre kritischen Tage, an denen ihre unerfreulichen Eigenschaften sich besonders stark ausprägen.

Auch dem normalen Kinde muß man immer zugute halten, daß sich der Charakter noch nicht gebildet hat. Vieles ist noch unausgeglichen, leichter gibt es sich seinen Launen hin. Aber wenn diese ausgleichbaren merkwürdigen Eigenschaften allzuhoch an-

Wesen. Die Depressiven

schwellen, wenn die Kinder unbelehrbar bleiben und einer zielbewußten Erziehung einen unbeugsamen Widerstand entgegensetzen, dann kommt man nicht um den Begriff der Psychopathie herum. Obgleich es unter den Psychopathien die seltsamsten Mischbilder gibt, hat man versucht, eine Reihe von Gruppen gegeneinander abzugrenzen.

Die Depressiven. Unter der depressiven psychopathischen Veranlagung verstehen wir die dauernde krankhafte Verstimmung, die sich schon in den ersten Lebensjahren deutlich ausprägen kann. Das sind die scheuen Kinder, die das Leben stets von der traurigsten Seite ansehen. In der eigenen Familie fühlen sie sich einsam, einen Freund suchen sie nicht, an Spielen nehmen sie nicht teil. Das Lachen ist ihnen fremd. Gerne hängen sie in der Einsamkeit ihren trüben Gedanken nach. Da sie der eigenen Kraft nicht vertrauen, gehen sie an alles von vornherein mit schwerer Überwindung heran. In allem, was sie erleben, ahnen sie etwas Dunkles und Bedrohliches und gewinnen ihm nur die schlechteste Seite ab.

Obgleich sie in der Schule keine Angst zu haben brauchen, da ihre Intelligenz meist durchaus genügend ist, um ihnen einen der besten Plätze zu sichern, schleichen sie an alle Arbeiten müde und ängstlich heran. Vor jeder Klassenarbeit graut ihnen. Das Wohlwollen des Lehrers können sie nicht erkennen, und vor ihren Schulgenossen haben sie einen ungeheuern Respekt.

Im Verkehr sind sie scheu und zurückhaltend. Sie antworten nur verlegen und stockend, nie erlauben sie sich eine eigene Bemerkung. Jeder praktische Sinn ist ihnen versagt, jeder Handreichung, zu der schnelles Zugreifen gehört, gehen sie aus dem Weg. Überall sehen sie nur Schwierigkeiten. Zur Ausführung selbst der leichtesten Aufträge kommen sie vor lauter Überlegungen nicht. Auch wenn ihnen nichts bevorsteht, quält sie der Gedanke, daß ihnen eine Aufgabe gestellt werden könnte, der sie nicht gewachsen sind.

Sie selbst leiden schwer darunter, daß es ihnen an Selbstvertrauen mangelt. Gerne möchten sie, daß ihnen geholfen wird. Aber aussprechen können sie sich nicht. An sich selbst legen sie einen sehr strengen Maßstab an und sind immer mit sich unzufrieden. Immer fangen sie von vorne wieder an, bis sie schließlich ganz von Angst und Verzweiflung erfüllt sind. Mit ihren häuslichen Arbeiten werden sie erst in den späten Abendstunden fertig. Die Vollendung ihrer Klassenarbeiten ist ihnen fast nie beschieden.

Oft mischt sich in ihre Kümmernisse das Gefühl der Bitterkeit. Sie stellen mißgünstige Vergleiche mit anderen Kindern an. Daß sie so lieblos urteilen, ist ihnen wieder ein neuer Schmerz. Da man sie oft nicht versteht, erfahren sie nicht immer die liebevollste Behandlung. Das treibt sie immer weiter in Mißtrauen und Verbissenheit hinein, bis es zu der stärksten Ausprägung einer Mischung von Niedergeschlagenheit und Aufbegehren gegen die Mitwelt kommt.

Zum Selbstmord langt es bei ihnen fast nie. Wohl spielen sie mit diesem Gedanken. Aber zur Ausführung fehlt ihnen die nötige Tatkraft. Sie begnügen sich damit, sich als Märtyrer zu fühlen. Sie würden es der Mitwelt gönnen, wenn diese erleben müßte, daß ihnen ein so hartes Geschick beschieden sei. Aber über diesen Gedanken kommen sie nicht heraus.

Die Manischen. Das Gegenstück zu den Depressiven stellen die Manischen dar. Bezeichnend für sie ist der schnelle Ablauf der Vorstellungen und die Hebung der Stimmung, die sich dauernd über die Mittellinie erhebt.

Diese manischen Kinder verraten stets eine lebhafte Unruhe. Sie können keinen Augenblick ruhig sitzen. Immer haben sie etwas zu tun, immer etwas zu erzählen, immer einen Stoff zum Lachen. Alles, was um sie herum vorgeht, sehen und hören sie, an alles knüpfen sie an. Lebhaft beteiligen sie sich am Spiel, ohne es zu Ende zu führen, da ihnen hierzu die Geduld fehlt. Keine Geschichte können sie bis zum Schluß anhören.

Meist sind diese Kinder recht begabt. Sie fassen spielend auf, ihr Urteilsvermögen geht oft über ihr Alter heraus. Aber in der Schule können sie das trotzdem nicht ganz verwerten. Ihre Gedanken sind immer anderswo, jede Kleinigkeit lenkt sie ab. Ständig suchen sie nach Nebenbeschäftigungen, jeder Unfug ist ihnen willkommen, über jede Kleinigkeit wollen sie sich vor Lachen ausschütten. An den Lehrer stellen sie die ausgefallensten Fragen.

Ihr Ruhebedürfnis ist nur gering. Sie brauchen nicht viel zu schlafen und wollen es noch viel weniger. Sie verfügen über eine große Ausdauer zum Guten und noch mehr zum Bösen. Nichts kann ihre gute Stimmung trüben. Reizt man sie, so brausen sie heftig auf. Durch ein gutes Wort lassen sie sich sofort wieder versöhnen. Stets liegt die Zukunft rosig vor ihnen. Auch wenn sie nichts gearbeitet haben, gehen sie mit Seelenruhe in jede Klassenarbeit und in jede Prüfung hinein. Mit jedem gut Freund, zwingen sie durch ihre äußerliche Überlegenheit und ihre Sprachgewandtheit alles in ihren Bann. In der Klasse sind sie die geborenen Anführer. Stets führen sie das große Wort. Den Erwachsenen versagen sie oft die gebührende Hochachtung. Auch die Ausartungen des Kinder- und Schülerunfugs machen sie bis zum letzten Ende mit. Schon früh huldigen sie dem Alkoholgenuß. Scheu vor dem weiblichen Geschlecht ist ihnen versagt. Über die Folgen ihres Tuns lassen sie sich keine grauen Haare wachsen.

Die chronische positive Stimmungsbetonung ist im allgemeinen die beneidenswerteste Form der Psychopathie. Die Mitwelt nimmt diesen sonnigen Naturen auf die Dauer nichts übel, und sie selbst fühlen sich recht wohl dabei.

Die Indolenten. Weniger beliebt als die manischen Kinder sind die stumpfen und gleichgültigen Naturen, die immer im öden Gleichgewichte einer mittleren Stimmungslage ihre Tage dahinleben. Nichts erregt auf die Dauer ihr Interesse. Den Spielen bringen sie keine Teilnahme entgegen. Die Freundschaft fesselt sie nicht. Durch die Schule wandeln sie ohne gröbere Störungen, ohne ihre Geistesgaben voll auszunutzen.

Wenn sie ein schlechtes Zeugnis nach Hause bringen, ist ihnen das vollkommen gleichgültig. Auf ihre äußere Erscheinung legen sie keinen sonderlichen Wert. Von ihren Mitmenschen verlangen sie nur, daß man sie in Ruhe läßt.

Ihren Stumpfsinn, ihre Anspruchslosigkeit, ihre träge Entschlußlosigkeit nehmen sie mit in ihr späteres Leben herüber, ohne aus dem Rahmen des Gewöhnlichen herauszufallen. Da sie sich meist aus Bequemlichkeit mit Sitte und Gesetz nicht in Widerspruch setzen, bleiben diese indolenten Psychopathen harmlose Gesellen, die keinen zu sehr erfreuen, keinen zu sehr zu ärgern vermögen. Dafür bleiben sie aber auch außerordentlich langweilig.

Die Affektmenschen. Affektausbrüche gehören in gewissem Maße zum Bilde des normalen Kindes, wenn sie sich in mittleren Grenzen halten und einer leidlichen Veranlassung ihre Entstehung verdanken. Bei unseren Psychopathen entladen sich die Affekte ohne alle Gesetzmäßigkeit und ohne jede erkennbare äußere Ursache. Bei demselben Kinde begegnen wir allen möglichen Übergängen des Gemütslebens, und ganz entgegengesetzte Affekte können in kürzester Frist das Gemüt des Psychopathen erschüttern.

Manchmal knüpfen die Affekte an körperliche Vorgänge an. Herzkranke leiden an den schwersten Angstzuständen, bei schmerzhaften Nervenleiden brausen die Kinder leicht auf, Übermüdung erzeugt eine zornige Reizbarkeit. Wie bei allen Menschen beeinflußt das Wetter die Stimmung des Psychopathen in der tiefgreifendsten Weise. Ebenso genügen wenige Tropfen Alkohol, um derart veranlagte Kinder ohne weiteres aus der Fassung zu bringen. Bei psychopathischen Mädchen ist nach dieser Richtung hin der Einfluß der Menstruation bedeutsam.

Die angeborenen Affektzustände setzen oft ohne jede äußere Veranlassung ein, oder die geringfügigsten Anlässe genügen, um die Affekte zum Überkochen zu bringen. Eine harmlose Bemerkung zeitigt die äußerste Erbitterung. Ein Lob des Lehrers löst die maßloseste Freude aus. Immer arten diese Affektausbrüche sofort ins Uferlose aus. Die Kinder selbst leiden gewöhnlich schwer unter dem Unmaß ihrer Affekte. Nicht minder oft aber sehen sie in diesen Entladungen etwas Selbstverständliches.

Oft treten sie im Verein mit körperlichen Krankheitserscheinungen auf. Den Kindern bleibt in dem wütenden Gebrülle, das sie in den ersten Lebensjahren ausstoßen, der Atem aus (Wutkrämpfe). Später treten Schwindelanfälle oder starke Schweißausbrüche ein, oder die Herztätigkeit wird heftig beschleunigt. Meist führen diese Affektausbrüche zu Handlungen, die zu der Veranlassung in schreiendem Mißverhältnisse stehen. So endet ein leichter Verdruß ohne weiteres im Selbstmord. Am quälendsten für den Psychopathen selbst ist der **Angstaffekt**. Die Furcht vor etwas Unbekanntem und Unheimlichem wird oft durch eine falsche Erziehung ins Leben gerufen. Die Kinder wähnen, daß ihnen ein Unglück bevorsteht, daß etwas Unerklärliches herannaht. Die Vergangenheit erscheint ihnen im düsteren Licht, die Ereignisse des Tages, der Familie, der Schule sehen sie grau in grau. Auf der Brust lastet ihnen ein schwerer Druck, in der Herzgegend quält sie ein unbestimmter Schmerz. Das Denken ist erschwert und verlangsamt. Nach einiger Zeit löst sich die Angst, um bald wieder ganz unvermittelt einzusetzen. Manchmal sucht diese Angst eine Entladung durch übermäßig betriebene Onanie, die dann fälschlich als Ursache dieser Zustände beschuldigt wird. Gelegentlich wird die Angst von Sinnestäuschungen begleitet. Dann wieder kommt es bei ihr zum Selbstmord. Eine eigentümliche Art eines Versuches, die Angst los zu werden, ist die Brandstiftung. Um von ihrer seelischen Qual befreit zu werden, zünden halbwüchsige Knaben und Mädchen ein Haus an.

Während unter dem Angstaffekt die Kinder selbst zu leiden haben, zieht der Zornaffekt um so mehr die Umgebung in Mitleidenschaft. Das pathologische Kind, das gelernt hat, daß es durch seine Zornausbrüche bei seiner Umgebung zu einem von ihm erstrebten Ziele gelangt, steigert seine Wut bei geringfügigen Anlässen zu maßloser Höhe. Es schimpft, schreit, zerreißt seine Kleider und greift sogar Erwachsene an. Sein Verhalten ähnelt manchmal durchaus dem eines Epileptikers. Im Anstaltsbetrieb oder in der Haft gehen solche Kinder besonders leicht hoch, vor allem, wenn böswillige Kameraden durch Hetzen den Brand in das leicht entzündbare Gemüt werfen. Sie können hier zu den sinnlosesten Ausschreitungen getrieben werden. Wenn sich bei ihnen keine Haftpsychose entwickelt, kann die in ihnen angesammelte Spannung zu einer außerordentlich starken Entladung kommen, die vor nichts zurückscheut.

Die Periodiker. Bei den Erwachsenen vollziehen sich manchmal periodische, d. h. in bestimmten Zeitabschnitten sich immer wiederholende psychische Störungen, während in den Zwischenzeiten völlige geistige Gesundheit besteht. Bald ist die Niedergeschlagenheit das hervorstechendste Symptom dieser Krankheit, bald Ausgelassenheit und ein schneller Ablauf der Vorstellungen, oder beide Stimmungsstörungen können in einer solchen Periode vereinigt sein. Auch bei Kindern deuten manchmal leichte Aus-

prägungen dieser periodischen Verstimmungen diese Krankheits=
form deutlich an.

Der Umschwung in der Stimmung knüpft nie an bestimmte
Ereignisse an. Er kommt aus dem Innern heraus. Oft fühlen
unsere Psychopathen ihre krankhafte Zeit herannahen, und der
Umgebung sind sie nicht minder bekannt.

Natürlich darf man sich diesen periodischen Wandel der Stim=
mung nicht rein schematisch vorstellen. Obgleich die Abstände
meist verschieden lang sind, stellen sich die Anfälle mit zwingender
Notwendigkeit ein und gleichen sich äußerlich oft wie ein Ei
dem anderen.

Manchmal setzt der Stimmungsumschwung ohne die geringste
Vorbereitung ein. Ein Kind, das gestern noch nicht auffiel, ist
heute wohl aufgelegt, frisch, munter und schlagfertig. Oder das
Wohlgefühl geht gleich zur Überschwenglichkeit über, und eine
triebartige Unruhe macht sich geltend. Das Kind redet und
schwatzt viel, ist zu jedem Unfug bereit, die Schule behagt ihm
nicht, es muß sich austoben. Das lebhaft gerötete Gesicht, das
blitzende Auge, die straffe Haltung, der elastische Gang, die sich
überstürzende Sprachweise lassen die Hebung der allgemeinen
Spannkraft erkennen.

Oder das sonst so frische Kind sinkt plötzlich in sich zusammen.
Trübe hängt es seinen Gedanken nach. Mit der Arbeit kommt
es nicht vorwärts. Für nichts hat es Interesse. Der Appetit
ist schlecht, der Schlaf unruhig, die Verdauung verlangsamt.
Oft wird über Kopfschmerzen und allgemeine Mattigkeit geklagt.
Sauertöpfisch schleicht es herum, ist wortkarg, an den gewohnten
Spielen nimmt es keinen Anteil. Bald treten diese so verschiede=
nen Stimmungsbilder durchaus selbständig auf, bald schließen
sie sich aneinander. Oder es schiebt sich die entgegengesetzte
Stimmung in die krankhaft veränderte Psyche ein. Dann sinkt
die Stimmung ganz unvermittelt von ihrem höchsten Pegelstand
auf den größten Tiefstand herunter oder umgekehrt.

Die Periodiker wissen meist recht gut, was ihnen fehlt, und
versuchen gar nicht, gegen diese Stimmungen anzukämpfen. Man
muß diese Sklaven ihrer Stimmungen genau kennen, denn eine
strenge Behandlung ist meist nur geeignet, das Übel zu ver=
schärfen.

Die Triebhaften. Die Haltlosen

Die Triebhaften. Bei jedem Kinde spielen die Triebe eine ganz andere Rolle wie bei den Erwachsenen. Erst allmählich schieben sich die nötigen Hemmungen ein, die die Kinder dazu zwingen, überlegter zu handeln. Bei den **triebhaften** Psychopathen bleibt diese Selbstzügelung aus. Stets sind sie geneigt, ihre Triebe unvermittelt in Handlungen umzusetzen.

Eine außerordentliche Unstetigkeit macht es dem Kinde unmöglich, sich den gegebenen Verhältnissen zu fügen. Jeder äußere Eindruck regt seine Unternehmungslust an. Die Lektüre eines Indianerbuchs treibt sie an, sich vom Hause fortzumachen. Sehen sie sich eine Zirkusvorstellung an, so melden sie sich sofort als Eleve. Bisweilen bedarf es solcher äußeren Anregungen gar nicht. Aus dunklen Vorstellungen heraus ringen sich die dämmerhaft aufsteigenden Triebe zur praktischen Ausgestaltung durch.

Das Kind rennt vom Hause fort, ohne zu wissen, was es will. Gedankenlos stürzt sich das Mädchen in die Arme der Prostitution. Ohne bösartige Veranlagung huldigt der Dieb seinen Stehlgebühren. Manchmal werden ganz sinnlose Handlungen ausgeführt. Oft ist der Triebhafte sich durchaus bewußt, daß er etwas Böses tut, und ist dann nachher auch von der gebührenden Reue erfüllt.

Früher baute man auf diesen Triebhandlungen die Lehre von den Monomanien auf. Man kannte eine Stehlsucht (Kleptomanie), die Brandstiftungssucht (Pyromanie) usw. Schon lange ist man davon abgekommen, diese Süchten als Krankheiten für sich aufzufassen, geschweige denn, ihnen die Kraft zuzuerkennen, ihrem Träger die Unzurechnungsfähigkeit zu erwirken. Sie sind nur eine Teilerscheinung der geistigen Entartung, die auch noch durch andere Züge nachgewiesen werden muß. Meist erstreckt sich diese Triebhaftigkeit nicht lediglich auf eine bestimmte Handlung. Die ganze Lebensführung hat etwas Triebhaftes.

Die Haltlosen. Auch bei ihnen ist die außerordentliche Schwäche des Willens das Kennzeichnende. Eine flüchtige Zerfahrenheit unterwirft sie willenlos jedem fremden Einfluß. An einer Stimmung halten sie nicht lange fest. Was sie heute glauben, werfen sie morgen schon wieder über Bord. Was sie beginnen, lassen sie gleich wieder liegen. Ihre Versprechungen vergessen sie im Handumdrehen. Ihre oft guten Geistesgaben verwerten sie nicht.

Nach kurzem Anlauf versagen sie bei jedem Unternehmen. Ihre Abneigungen und Zuneigungen sind gleich unbeständig. Durch jede Kleinigkeit lassen sie sich zu den besten Versprechungen bewegen, ohne daran zu denken, sie zu halten.

Die Unbeständigkeit ist bei ihnen das einzig Dauernde. Dabei schieben sie stets die Schuld auf andere und sind mit sich selbst sehr zufrieden. In der strengen Zucht des Hauses, der Schule, der Anstalt kann es mit ihnen recht gut gehen. Sobald sie aus der fremden Bevormundung herauskommen und auf die eigene Willenskraft angewiesen sind, beginnt für sie die Gefahr. Dann wechseln sie von einem Beruf zum andern, in geschäftigem Müßiggang gehen sie durch das Leben. Da sie oft die Meister der brotlosen Künste sind, füllen sie durch ihre Liebhabereien die Zeit aus. Sind sie schlecht gestellt, so verfallen sie leicht dem Betteln und vor allem dem Wanderbettel. Unter den Stammgästen der Landstraße sind diese Psychopathen besonders stark vertreten.

Die paranoischen Naturen. Der allgemein bekannten Geisteskrankheit, der chronischen Paranoia, die im wesentlichen durch das Auftreten von Wahnvorstellungen gekennzeichnet ist, entspricht im Kindesalter manchmal eine allgemeine Veranlagung, die sich mit ihren Grundzügen deckt. Das sind die verschlossenen und zurückhaltenden Kinder, die gern alles, was um sie herum vorgeht, unter einem schiefen Gesichtswinkel auffassen und stets von dem quälendsten Mißtrauen erfüllt sind. Den harmlosesten Bemerkungen legen sie einen bösartigen Sinn unter. Stets glauben sie, man wolle ihnen nicht wohl. Finster führen sie ein Sonderdasein. Hinter dem wohlgemeintesten Tun ihrer Umgebung wittern sie unlautere Absichten. Der Lehrer setzt sie hinter anderen Schülern zurück, und ihre schlechten Zeugnisse entspringen nur seiner Mißgunst. Strafen lösen bei ihnen eine unverhältnismäßig starke Reaktion aus.

Auch das Gegenstück der in dieser ganzen Auffassung deutlich hervortretenden Beeinträchtigungsideen, die Größenvorstellungen, finden wir, wenn auch viel seltener, bei solchen Kindern. Alles wissen sie besser wie andere, sie haben die schönsten Sachen, ihnen mangelt keine Tugend. Meist geben sie sich älter, als es ihren Jahren zukommt. Selbstbewußter und erhabener wie ihre Altersgenossen, sprechen sie gerne über Dinge, die über ihren geistigen Gesichtskreis weit herausgehen. Ihr Gesichtsausdruck, ihre Haltung, ihre Sprache verraten deutlich ihr gehobenes Selbstgefühl. Die Überlegenheit des Lehrers erkennen sie nicht an. Sie brauchen auch nicht zu arbeiten und ersetzen den mangelnden Fleiß durch ausgefallene Fragen.

Eine besondere, sehr seltene Form dieser Selbstüberschätzung, die allerdings in das Gebiet der Geisteskrankheit hineinragt, ist die originäre Paranoia.

Solche Kinder bilden sich ein, daß über ihrer Geburt ein Geheimnis ruhe, daß sie von hoher Abkunft seien und nur von mißgünstigen Gegnern im Dunkel gehalten würden. Derartige Gedankengänge finden wir zuweilen, vor allem zur Zeit der Geschlechtsentwicklung, auch bei normalen Kindern. Meist spielen sie nur mit diesem Gedanken und bauen ihn nicht weiter aus. Zuweilen aber fassen diese Gedanken festen Fuß und werden systematisch zu einem regelrechten Wahnsystem verarbeitet. Die Heilungsaussichten sind dann sehr trübe, und sehr bald sind die Kinder für die Schule verloren.

Außerdem gehören hierher noch die absonderlichen und verschrobenen Kinder, die Außenseiter, die sich rechthaberisch, weit über ihr Alter hinaus mit Problemen befassen, denen sie nicht gewachsen sind. Die ruhige Arbeit lassen sie hinter ihren Einfällen und Gedankensprüngen zurücktreten.

Weil man sie nicht verstehen will, fühlen sie sich nicht anerkannt und beeinträchtigt, und so keimt wieder die unbestimmte Gedankenrichtung auf, die sie den Verfolgungsideen näher bringt.

Die Phantasten und Lügner. Auch losgelöst von der hysterischen Grundlage finden wir unter den Psychopathen einen Zweig, bei dem die Phantasie überwuchert, die nicht kühl und unbefangen beobachten und noch weniger das Beobachtete richtig so wiedergeben können, wie es sich tatsächlich abgespielt hat.

Schon beim normalen Kind ist die Erinnerungskraft sehr ungleich entwickelt. Leichter wie der Erwachsene unterliegt es bei der Beobachtung der Suggestion und läßt sich bei der Wiedergabe des Erlebten von Stimmungen und Affekten beeinflussen. Bei den Psychopathen wuchert die Phantasie ins Maßlose weiter.

Meist sind es stille und einsame Kinder. In ihren Gedanken schaffen sie sich ihr eigenes Reich und spielen in ihren Träumen die Rolle, die sie sich für die Wirklichkeit ersehnen. Als leidenschaftliche Leseratten suchen sie in Märchen, Romanen und Detektivgeschichten den Stoff zu neuen Phantasiegebilden.

Bei diesem Versinken in der Phantasie verweichlichen sie geistig allmählich und kehren sich ganz von den Wirklichkeiten des Lebens ab. In der Zeit der Geschlechtsreife führen die Wachträume sie in das Reich der Sinnlichkeit hinüber. Den Aufgaben der Schule werden sie schnell entfremdet, in der Familie führen sie ein zerflossenes Sonderleben.

Je mehr das Kind dem Bann der Phantasie verfällt, um so weniger kann es zwischen ihr und der Wirklichkeit unterscheiden. Es lügt, und zwar über das Maß dessen hinaus, was dem leicht beschwingten kindlichen Geist zugute gehalten werden kann. Es schwindelt im besten Glauben.

Schließlich haben sie das unstillbare Bedürfnis zu lügen und können gar nicht mehr von ihrem Lügenberufe los. Sie lügen aus innerem Bedürfnis, aus dem Handgelenk heraus. Was sie gerade gelesen haben, erzählen sie als selbst erlebt, bei allem, was sie in der Zeitung entdecken, sind sie mit dabei gewesen. Was sie geträumt haben, ist tatsächlich geschehen. Oft stehen sie sich selbst durch ihren Wahrheits- und Wirklichkeitshaß im Licht. Ihre Lügen schmücken sie mit allen möglichen glaubhaften Einzelheiten aus.

Ausreden kann man ihnen ihre Lügen nicht. Um Ausflüchte sind sie nie verlegen. Sie wissen sich stets wieder hinauszulügen und arbeiten sich immer tiefer in ihr Lügengewebe hinein. Ihre Veranlagung treibt sie bald von der Lüge zum Betrug. Die Freude am Lügen begeistert sie zu immer neuen Erfindungen und betrügerischen Unternehmungen.

Die Zwangskranken. Auch beim Normalen beobachten wir manchmal Zwangsideen und Zwangshandlungen. Beim normalen Kinde ist ihre Grundlage eine übertriebene Gewissenhaftigkeit. Sie können von ihm derart Besitz ergreifen, daß es sich selbst in den Bann dieser krankhaften Vorstellungen begibt. Daraus entwickeln sich, vor allem in der Zeit der Geschlechtsreife, ausgesprochen zwangshafte Erscheinungen.

Sie können bestimmte Gedanken nicht los werden, die sie immer wieder durchdenken müssen. In quälendster Weise fühlen sie sich

Die Zwangskranken

dauernd getrieben, eine bestimmte Handlung vorzunehmen, obgleich sie genau wissen, daß sie eine Dummheit begehen. Ein schwerer seelischer Druck lastet auf ihnen, bis sie diesem Zwange nachgekommen sind. Dann fühlen sie sich vorübergehend erleichtert, bis der quälende Zwang von neuem einsetzt.

Manchmal ist eine verkehrte Erziehung an diesen Zwangsvorstellungen nicht schuldlos. (Der Gedanke, nicht allein und im Dunkeln schlafen zu können, der Zwang, einen Brief immer wieder aufmachen zu müssen.) Manche dieser Angewohnheiten laufen schließlich in eine zwangsmäßige Ausgestaltung des Gedankenlebens aus. So muß das Kind bei der Arbeit seine Bücher nach derselben Reihenfolge legen, es muß, ehe es in der Schule antwortet, erst bestimmte Handlungen vornehmen.

Häufig kommt es noch zu schärfer ausgeprägten Gedankengängen, in denen das Kind heftig unter dem qualvollen Gefühl der inneren Aufnötigung leidet. Dahin gehören die Zwangserinnerungen, das beständige Wiederauftreten von Versen und Melodien im Gedankenkreise, die bis zur Bewußtlosigkeit wiederholt werden müssen. Es besteht der Zwang zum Aussprechen bestimmter Worte, die manchmal einen geheimnisvollen Sinn haben (Schutzworte), oder es werden gotteslästerliche oder gemeine Worte ausgesprochen, oder es besteht die Vorstellung, daß bestimmte Worte nicht gesprochen werden können. Oder es müssen immer wieder Fragen gestellt werden, deren Überflüssigkeit sie sich selbst bewußt sind.

Die Ordnungsliebe kann zur krankhaften Pedanterie ausarten. Mit keiner Arbeit werden die Kinder fertig, weil sie immer wieder von vorne anfangen müssen, da das Geschehene ihnen nicht gut genug ist. Sie können nichts tun, ehe sie nicht bestimmte vorbereitende Handlungen vorgenommen haben. Dadurch wird es ihnen besonders in der Schule sehr erschwert, zu lernen, und erst recht, ihr Wissen loszuwerden, so daß sie leicht in den Verdacht kommen, faul und widerspenstig zu sein. Schließlich steht das ganze Leben unter dem Zwang dieser Pedanterie. An keine Handlung können sie herangehen; so können sie nicht essen, nicht schlafen, nicht sich an- oder ausziehen, bevor sie nicht eine vorbereitende Handlung vorgenommen haben.

Quälender noch ist der Grübelzwang. Alle Kinder haben ein starkes Kausalitätsbedürfnis. Immer müssen sie wissen, weshalb etwas geschieht und welchen Zweck ein Gegenstand hat. Unsere Psychopathen quälen sich nun beständig mit der Überlegung ab, was geschehen wäre, wenn dieses oder jenes erfolgt oder unterblieben wäre. Mit besonderer Vorliebe machen sie sich an religiöse und übersinnliche Fragen heran, wo Gott vor der Erschaffung der Welt gewohnt hat, wo die Welt aufhört. Sie können durch ihre tiefsinnigen Fragen Erwachsene zur Verzweiflung bringen.

In diese krankhaften seelischen Zustände drängt sich dann oft wieder die Angst vor etwas an und für sich ganz Unsinnigem hinein. Sie können keine Straße überschreiten, sie fürchten, daß Schmutz an den Gegenständen haftet, die sie berühren sollen. Immer wieder waschen sie sich, weil sie glauben, noch schmutzig zu sein. Diese Angst steigert sich gelegentlich zu allgemeinem Zittern, zum Erbrechen, zu krampfartigen Zuständen, vor allem dann, wenn dies zwanghafte Denken in Selbstvorwürfe ausartet. Sie glauben, sie hätten gestohlen, Feuer angelegt, durch ihre Unachtsamkeit sei ein großes Unglück entstanden. Durch diese Angst können sie wieder in den Tod getrieben werden.

So oft auch diese Zwangsgedanken unmoralisch oder verbrecherisch gefärbt sind, in Taten werden sie selten umgesetzt, weil das ethische und moralische Gefühl bei solchen Kindern meist sehr gut entwickelt ist. Dafür sind sie in einem beständigen schweren inneren Kampfe begriffen, und der Abscheu vor diesem aufgedrängten Tun erfüllt sie oft mit den schwersten Qualen. Manchmal hat das Kind das Bewußtsein davon, daß sich etwas Krankhaftes in seinen Bewußtseinskreis eindrängt. Da diese Kinder meist sehr intelligent sind, empfinden sie es um so schmerzhafter. Wie sehr sie trotz ihrer Intelligenz dadurch gestört werden, läßt sich unschwer ermessen.

Wird bei Kindern die Diagnose der Psychopathie gestellt, dann gilt das meist als ein Verdammungsurteil. Denn die Aussichten auf Heilung der Psychopathie sind nicht sehr groß, wenn sie auch nur selten in eine ausgesprochene Geistesstörung übergeht. Aber manchmal handelt es sich doch nur um vorübergehende Störungen, vor allem in der Pubertätszeit. Dabei sind sie einer gewissen Beeinflussung zugänglich. Nur muß die richtige Behand= lung und Erziehung rechtzeitig einsetzen, und darum ist die früh= zeitige Erkennung so außerordentlich wichtig.

VII. Die Psychopathologie der Pubertätszeit.

Bedeutung. Die Zeit der Geschlechtsreifung ist schon äußerlich ein bedeutsamer Merkstein, weil sie die Schulzeit des Kindes von der Zeit trennt, in der es praktisch ins Leben hinaustritt. Jetzt spielt sich die Entwicklung zur Geschlechtsreife ab. Die kindlichen Organe machen ihre Entwicklung in die der Erwachsenen durch, und die Geschlechtstätigkeit tritt in ihre Rechte, während sich die Stoffwechselvorgänge erheblich ändern. Gleichzeitig vollzieht sich die Entwicklung des Gehirns in einem schnelleren Zeitmaße wie bisher. Die feineren Elemente bilden sich aus. Jetzt erlangt der Mensch allmählich die Fähigkeit, auf Grund selbständiger Über= legungen zu handeln, eigene Urteile zu bilden und abstrakt zu denken. An Stelle der kindlichen Ichsucht treten altruistische Ge= fühle.

Jetzt wird die geistige Eigenart des Menschen geboren. Der Charakter entwickelt sich. Die Einflüsse der Vererbung machen sich in erhöhtem Maße fühlbar. Die persönlichen Neigungen, die Anlagen, die Lebensauffassung treten in ihre Rechte. Wäh= rend die Kinder bis dahin noch eine gewisse, wenn auch be= schränkte Einheitlichkeit untereinander erkennen lassen, ersteht jetzt der erwachsene Mensch in seiner ganzen Eigenart.

Dauer. Diese bedeutsame Zeit beginnt ungefähr mit dem 13. Lebensjahr und dauert bis zum 16. Die geschlechtliche Pu= bertät fällt nicht mit der geistigen zusammen. Überhaupt ist der zeitliche Verlauf an körperliche, klimatische und nationale Ver= hältnisse gebunden. Gerade bei psychisch nicht ganz einwands= freien Persönlichkeiten sind Unregelmäßigkeiten im zeitlichen Ab= lauf der Pubertät keine Seltenheit.

Symptome der normalen Pubertät. Naturgemäß verläuft ein so gewaltiger Umwandelungsprozeß oft nicht ohne störende Be= gleiterscheinungen, vor allem, wenn ein allzu rasches Wachstum, Entwicklungshemmungen des Gehirns, körperliche Krankheiten, in erster Linie schwere Infektionskrankheiten, allgemeine Er=

nährungsstörungen und eine fehlerhafte Zusammensetzung der Blutmischung dazu kommen.

Zudem wird jetzt dem Kind, das aus dem Elternhause tritt, eine größere Selbständigkeit zuteil und die noch nicht gefestigte Persönlichkeit Kämpfen und ungewohnten Verführungen ausgesetzt. Die Anforderungen an die Arbeitskraft steigern sich erheblich. Der Kampf ums Dasein schlägt seine ersten Wellen. Dem männlichen Geschlecht droht der Alkohol, dem weiblichen der Beginn des Fortpflanzungsgeschäftes. Ist das Kind verwahrlost, dann gesellen sich zu diesen ungünstigen Einflüssen das unregelmäßige Leben zu Hause, die mangelhafte Ernährung, die oft mit Unterernährung gleichbedeutend ist, der frühzeitige Alkoholgenuß, das unsinnige Zigarettenrauchen, die vorzeitige sexuelle Betätigung, der Verfall in die Kriminalität mit all ihren Aufregungen.

Schon normalerweise verläuft dieser gewaltige Umwälzungsprozeß unter Erscheinungen, die unter anderen Verhältnissen als Krankheitssymptome gedeutet werden müßten. Der Geist des werdenden Erwachsenen wird gewaltig durch die inneren Umgestaltungsprozesse erschüttert. Noch fühlt er sich der neuen Rolle, die er spielen soll, nicht gewachsen. Oder er sucht eine Stellung einzunehmen, zu deren Behauptung ihm noch die Mittel fehlen.

Bald stellt sich eine gesteigerte Reizbarkeit und ein störrisch verdrossenes Wesen ein. Oder eine zerflossene weichliche Stimmung drängt sich vor. Unbegründetes Weinen paart sich mit dumpfem Vorsichhinbrüten. Oder eine zornmütige Erregung sucht in unpassenden Augenblicken und in zweckloser Kraftvergeudung ihre Entladung. Dann wieder macht sich eine gehobene Stimmung, eine Stärkung des Kraftgefühls, eine Neigung zu fröhlichem Draufgängertum geltend. Überschwenglichkeit wechselt mit geziertem Wesen ab. Zu einer stärkeren und dauernden Vertiefung der Affekte und der Stimmung kommt es gewöhnlich nicht. Dagegen zeigen andere Erscheinungen, wie erschüttert das gesamte geistige Leben ist: religiöse Schwärmerei, auffallende Zerstreutheit, Beängstigungen, Aufschreien im Schlafe.

Eine dauernde psychische Schädigung wird dadurch im allgemeinen kaum hervorgerufen. Nur zuweilen machen sich die ge-

Krankhafte Erscheinungen

steigerte geschlechtliche Tätigkeit, die Neigung zu sentimentaler Schwärmerei, die schwankende Stimmung in unvermittelten Handlungen Luft.

So laufen die Eigenschaften des Kindes und des Erwachsenen in buntem Wechsel nebeneinander her. Sehr oft behaupten die psychopathischen Züge in diesem schwankenden Zustande das Feld.

Dieser Übergang bleibt darum bedeutsam, weil er nicht selten bisher verborgen gebliebene krankhafte Anlagen zum Leben erstehen läßt, die nun zu ausgesprochenen geistigen Störungen auswachsen können. Die Unzulänglichkeit der persönlichen Anlage wird durch den Ansturm der Pubertät ans Tageslicht gezogen. Die geistigen Schwächlinge lassen nun durch ihre mangelnde Widerstandsfähigkeit und durch die geringe Kraft, mit der sie sich in den neuen Verhältnissen zurecht finden, ihre Minderwertigkeit offen erkennen.

Krankhafte Erscheinungen. Der Prozentsatz der geistigen Erkrankungen steigt besonders beim weiblichen Geschlecht, bei dem die körperlichen Umgestaltungsgeschäfte tiefer gehen wie beim männlichen. Die mannigfachen Einflüsse des Geschlechtslebens greifen bei ihm tiefer in das geistige Leben ein, zumal sich bei ihm gerade in dieser Zeit oft Ernährungsstörungen und Bleichsucht dazu gesellen.

Im Vordergrunde der psychischen Störung und der Verschlechterung bestehender Krankheitsanlagen steht die triebartige Heftigkeit der Affekte und die leichte Bestimmbarkeit des Handelns durch die geringfügigsten Anlässe. Meist haben die akuten psychischen Störungen in dieser Zeit noch günstige Heilungsaussichten. Nur eine der tückischsten Krankheiten, das Jugendirresein, setzt gelegentlich in dieser Zeit ein und verfällt der Unheilbarkeit. Manche geistige Störungen, die in den ersten Kindesjahren aufgetreten waren und zum Stillstand gekommen zu sein schienen, werden durch die Pubertät von neuem angefacht. Auch den wenigen geistigen Krankheiten des Kindesalters verhilft sie zu einer schärferen Ausprägung der Erscheinungen.

Verschlimmerung bestehender Krankheitszustände. Das gilt vor allem von der angeborenen Geistesschwäche. Jetzt drängt sich ihr Hauptsymptom, der Intelligenzmangel, noch mehr dem Bewußtsein der Umgebung auf. Die Kluft zwischen ihnen und ihren gesunden Kameraden erweitert sich immer mehr. Die kümmerliche Schaffenskraft, die sie manchmal noch durch die Schule geschleppt hatte, erlahmt. Es kommt zu einem förmlichen Stillstand der Entwicklung. Oder sie sinken von dem schon erreichten Standpunkt wieder schnell zurück. Während der Imbezille bis dahin, von manchen Ausnahmen abgesehen, noch ziemlich fügsam gewesen war und sich willig den Einflüssen der Erziehung gebeugt hatte, ringen in ihm die asozialen Triebe jetzt oft noch mehr nach Betätigung. Dafür verleiht ihm die zunehmende Körperkraft noch mehr die Befähigung, seinen Drang in Taten umzusetzen. Da ihm höhere Ziele verschlossen sind, und er sich nur zu oft verspottet und zurückgesetzt sieht, überläßt er sich jetzt hemmungslos jedem Triebe und jeder Begierde, zumal er der Unruhe der Pubertät noch ratloser gegenübersteht wie seine normalen Altersgenossen. An die Stelle des passiven Imbezillen tritt der aktive. Schnell kommt es zur Auflehnung gegen Sitte und Gesetz, denn Spielraum und Gelegenheit zur asozialen Betätigung haben sich gewaltig erweitert.

Manche Schwachsinnszustände, die in dieser Zeit in die Erscheinung treten, geben sich zuerst lediglich durch kriminelle Ausschläge kund. Werden Kinder, die sich bis dahin einwandsfrei geführt hatten, jetzt kriminell, so darf man nie den Verdacht auf ein beginnendes Jugendirreseien von der Hand weisen. Vor allem die Kinder mit der schweren Ausprägung der moralischen Defekte müssen der Pubertät durch eine Zuspitzung ihrer gesellschaftsfeindlichen Triebe ihren Zoll zahlen. Die Geschlechtsentwicklung drängt diese Triebe in bestimmte Bahnen.

Auch die sonstigen Psychopathen läßt die Zwitterstellung, die sich auf der Grenze zwischen geistiger Gesundheit und Krankheit bewegt, jetzt meist einen Ausschlag nach der krankhaften Seite hin tun. Die Vielgestaltigkeit der krankhaften Symptome prägt sich in der Pubertät noch stärker aus. Vor allem ist jetzt für die Affektnaturen die Zeit der schwersten Entladungen gekommen. Das geistige Gleichgewicht ist jetzt dauernd erschüttert. Die sowieso schon unbestimmten Zustände der Haltlosigkeit arten jetzt ganz in Zerfahrenheit und widerspruchsvolles Wesen aus. Auch die phantastische Lügensucht treibt jetzt besonders üppige Blüten.

Jetzt setzt auch oft die Epilepsie ein, die beim Eintreten der

Menstruation gerne auf Gebärmutterleiden zurückgeführt wird. Meist läßt sich allerdings die schon längst bestehende epileptische Veranlagung deutlich nachweisen. Auch Anfälle, die in der ersten Zeit der Kindheit bestanden hatten, vermag die gewaltige Kraft der Pubertät von neuem wieder auszulösen. Der geistige Zusammenbruch vollzieht sich jetzt, mag das epileptische Kind zu Hause weilen oder sich der Anstaltspflege erfreuen. Besonders der Hang zum Mystizismus prägt sich deutlich aus. Die wachsende Körperkraft verleiht den rohen Handlungen, die so oft eine Entladungsform dieser Krankheit darstellen, die nötige Unterlage. Der hysterischen Veranlagung wird jetzt die Kraft der schweren Nervenkrankheit verliehen. Jetzt tritt das geschlechtliche Moment in den Gedankenkreis ein. Das Krankheitsbild gewinnt seine schillernde Vielseitigkeit. Die einzelnen Symptome werden wuchtiger und nachhaltiger. Während die Kinderhysterie gute Heilungsaussichten hat, drückt die durch den Eintritt der Geschlechtsreife bedingte Verschlechterung die Heilungsaussichten stark herab.

Auch bei sonst ganz normalen Mädchen tritt manchmal in dieser Zeit eine moralische Verschlechterung ein. Sie fangen an zu lügen, sie verleumden andere Personen und hetzen, ja sie ergeben sich sogar dem Diebstahl. Diese triebartigen Anwandlungen einer vorübergehenden moralischen Verschlechterung erfahren bei hysterisch Veranlagten eine wesentliche Steigerung. Jetzt beginnen die hysterischen Lügner und Betrüger ihre Tätigkeit; Verleumdung, Beleidigung, Hehlerei, Unterschlagung setzen ein. Rücksichtslos erschließen sich die krankhaften Seiten des Geschlechtslebens.

Auch die unbestimmten Krankheitserscheinungen, die wir nach Schädelverletzungen auftreten sehen, fallen in dieser Zeit mehr ins Gewicht. Die Leistungsfähigkeit des Kindes bricht leichter zusammen, und die gesteigerte Ermüdbarkeit senkt sich jetzt schneller auf ihre Opfer herab.

Auch für ein weiteres Erbteil belasteter Kinder, für den Alkoholismus, stellt die Pubertät die kritische Zeit dar. Ob nun die Sucht nach der Aufnahme geistiger Getränke als solche vererbt wird, oder ob sie nur als Teilerscheinung einer allgemeinen geistigen Entartung übernommen wird, — wenn diese Neigung zum Ausbruche gelangt, geschieht es meist in den letzten Jahren der Geschlechtsentwicklung um so mehr, als die Kinder jetzt in das Leben hinaustreten und in einen der Berufe verschlagen werden können, in denen der regelmäßige Alkoholgenuß als etwas Selbstverständliches betrachtet wird.

Auch die ausgesprochenen psychischen Störungen. Sie haben in häufigen, beinahe normalen Begleiterscheinungen ihr Vorbild. Bekannt sind ja die stillen und schweren Naturen, die von den kleinen Sorgen des Kindesalters heftiger angefaßt werden wie ihre Altersgenossen. Ebenso häufig sind auch die wohlgemuten, stets zu allen möglichen Streichen aufgelegten Charaktere, bei denen die geringsten Anlässe die Stimmung über die Mittellinie emporschnellen lassen.

Zunächst kommt es in den Pubertätsjahren zu einer schärferen Ausprägung dieser in der Veranlagung begründeten Eigenarten der Stimmungswelt. Die vorübergehende Verkörperung der ma= nischen Stimmungslage haben wir in den Flegeljahren. Überwältigend erfüllt die beneidenswerten Vertreter dieser Zeit das Bewußtsein der zunehmenden Kraft. Mit dem geistigen Ge= sichtskreis erweitert sich das Selbstgefühl. Leicht werden die Hem= mungen der Vernunft über den Haufen geworfen. Da die sittliche Reife noch fehlt und Verbote und Strafandrohungen bei dem Widerspruchsgeist dieser Periode nur dazu da sind, um übertreten zu werden, kommt es zu den übermütigen Streichen, die nur zu gerne über die Grenzen des sittlich und gesetzlich Erlaubten hin= ausgehen. Dazu gesellt sich eine maßlose Unstetigkeit des ganzen Wesens.

Im Gegensatze dazu versinken manche Kinder in dieser Zeit förmlich in eine zerflossene Gefühlsseligkeit. Sie wühlen mit Wollust in ihren kleinen Leiden. Es kommt sogar bei diesen weichen Naturen zum Lebensüberdruß und zu allerdings wenig nachhaltigen Selbstmordgedanken. Sie werden durch den Ein= tritt der Geschlechtsreife besonders dann verschüchtert, wenn ge= schlechtliche Ausschweifungen Gewissensbisse und eine allgemeine Abspannung nach sich ziehen.

Treiben noch erbliche Anlage und ungünstige äußere Einflüsse ihr Spiel, so kann es zu schweren und langwierigen Hemmungs= zuständen im Denken und Handeln, zu den Versündigungsideen

Psychische und menstruelle Störungen

der Melancholiker kommen. Oder es stellt sich der starke Bewegungsdrang, die gehobene Stimmung und die Ideenflucht der Manie ein.

Besonderen Anfechtungen ist das weibliche Geschlecht ausgesetzt. **Menstruelle Störungen.** An manche Frau stellt jede Menstruation in seelischer Beziehung hohe Anforderungen und zeitigt manchmal, wenn auch nur vorübergehend, in leichten Andeutungen geistige Krankheitserscheinungen. Am meisten macht ihnen das erste Auftreten der menstruellen Entladung zu schaffen. Manchmal kommt es schon vorher zu periodisch auftretenden kurzen Anfällen von Niedergeschlagenheit, in denen sogar das Bewußtsein getrübt sein kann. Das Eintreten der Periode läßt diese Zustände in der Regel wie mit einem Schlag verschwinden. Tritt die Menstruation verspätet ein, dann beobachtet man auch länger dauernde Veränderungen der psychischen Persönlichkeit. Schwere Störungen im Gedankenablaufe gehen mit einer tiefen Verstimmung einher. Quälende Angst und ein ungeheurer innerer Druck beherrschen das geistige Leben und können sich mit Zwangsvorstellungen, ja sogar mit Sinnestäuschungen verbinden. Bei Mädchen, die sich in dieser Zeit ferne von der Heimat unter ungünstigen Dienstverhältnissen befinden, können diese Unlustgefühle eine besonders starke Steigerung erfahren. Das Heimweh, unter dessen Maske sich diese Zustände oft verbergen, treibt sie fort, auch wenn die Sehnsucht nach der Heimat tatsächlich ganz in den Hintergrund tritt. Es kommt zum böswilligen Verlassen des Dienstes. Manchmal sucht sogar das Verlangen, der quälenden Angst Herr zu werden, diese innere Spannung durch schwere Verbrechen zu lösen.

Auch die Nervenkrankheiten weisen in dieser Zeit ihre enge Verwandtschaft mit den Geisteskrankheiten nach. Auf der Grundlage der angeborenen Nervosität entwickelt sich jetzt die erworbene Nervenschwäche. Schlaflosigkeit, Kopfdruck, Verdauungsbeschwerden gipfeln in einem Unvermögen zu allen geistigen Leistungen.

Wie diese ganze Periode unter dem Zeichen der Geschlechtsentwicklung steht, verweben sich die ungeordneten und maßlosen Äußerungen des Geschlechtstriebes in alle sonstigen geistigen Störungen hinein. Auch hierbei müssen die Minderwertigen der

VII. Die Psychopathologie der Pubertätszeit

krankhaften Veranlagung am meisten opfern. Manchmal nehmen sogar diese geschlechtlichen Abweichungen eine Sonderstellung ein. In dieser Zeit entscheidet es sich, welchen Weg die geschlechtliche Betätigung des einzelnen gehen soll. Die krankhaft Veranlagten fangen jetzt an, diese Anlage in die Tat umzusetzen. In dieser Zeit wohnt dem Geschlechtstrieb eine außerordentliche Gewalt inne. Der ungefestigte jugendliche Charakter kann den starken Anreizungen nicht standhalten. Der ungeheure Trieb, der manchmal periodische Schwankungen zeigt, drängt stürmisch zur Lösung. Es kommt zu maßlos gesteigerter Selbstbefriedigung und zur Onanie mit Altersgenossen. Oder der geschlechtliche Trieb sucht in den läppischsten Formen (Zopfabschneiden, Fetischismus) seine Befriedigung. Die Mädchen flüchten in die Prostitution.

Eine bestimmte Geisteskrankheit, die man lediglich der Pubertät zuweisen könnte, gibt es nicht. Wohl aber kann dieser Umwälzungsprozeß den verschiedenen Krankheitsprozessen ein ähnliches Gepräge verleihen, das sie wenigstens äußerlich eint.

Zu einer solchen krankhaften Ausgestaltung braucht es natürlich durchaus nicht immer zu kommen. Man braucht im allgemeinen nicht einen zu schweren Maßstab an diese Zustände anzulegen. Ein gutes Teil, beinahe das größte der auffälligen Erscheinungen dieser Sturm= und Drangperiode, gleicht sich wieder aus, sobald der Organismus zur Ruhe gekommen ist.

Behandlung. Immerhin läßt sie doch noch manches dauernd zurück, und für die Erziehung, vor allem für die Fürsorgeerziehung, bleibt sie ein sehr bedeutungsvoller Wendepunkt. Der Ausschlag in das Krankhafte wird oft dadurch hervorgerufen, daß die Kinder gerade in dieser Zeit schwerster innerer Zerrissenheit der zielbewußten Leitung entbehren müssen. Und so ist es gerade jetzt sehr oft nötig, sie dem unruhigen Einflusse des Elternhauses zu entziehen und einer stetigen und straffen Leitung zu übergeben.

Bei vielen Vertretern der Minderwertigkeit scheint, wenn sie in das Empfindsame, Reizbare, Unausgeglichene dieses inneren Gärungsprozesses versinken, eine zarte Hand am Platze zu sein. Aber nicht immer trifft das zu. Ist man sich über ihren geistigen Zustand im klaren, dann empfiehlt es sich nicht, von den Grundsätzen einer zielbewußten Erziehung abzugehen. Man kann sich im all=

Behandlung

gemeinen darauf verlassen, daß die Erholungskraft des kindlichen Gehirns einen Ausgleich auch schwereren psychischen Abweichungen gestattet, wenn auch immer dadurch die Schwäche des Nervensystems deutlich gekennzeichnet wird.

Wenn die Kinder allerdings in dieser Zeit allzusehr aus dem Rahmen des Gewöhnlichen herausfallen, darf man auch nicht zögern, ihnen die ihnen zukommende Erziehungsform zukommen zu lassen. Geht die Erziehung mit Ruhe, Gleichmäßigkeit und Zielbewußtheit vor, dann kann sie sich ruhig auch strengerer Mittel bedienen. Die Erziehung darf sich von der Sentimentalität dieser Zeit nicht anstecken lassen, wenn sie Ruhe und Zielbewußtsein bewahrt. Nur muß sie sich immer bewußt bleiben, daß in manchen Fällen eine Strafe unter keinen Umständen angewandt werden darf.

Auch in den letzten Schuljahren darf man es den Schüler nicht entgelten lassen, wenn er sich schwerer zusammenfassen kann. Man muß ihn nur im Auge behalten, und man soll vor allem nicht bei minderwertigen Schülern, die bis dahin mit Mühe durch die einzelnen Klassen durchgeschleppt worden sind, so lange warten, bis ihnen die Pubertät den Rest gibt. Besser ist hier ein rechtzeitiger Verzicht auf den normalen Ablauf der Schullaufbahn und eine unbekümmerte Inanspruchnahme der Hilfsschule.

Auch in dieser Zeit braucht man sich vor dem Gespenst der Überarbeitung nicht allzu sehr zu fürchten. Im allgemeinen kann man von dem kindlichen Geist alles verlangen, was ein normaler Schüler entsprechend seiner Veranlagung leistet. Es ist sogar ganz gut, wenn ihm ein nicht zu knapp bemessenes Pflichtenpensum abgezwungen wird.

Sehr hoch ist in dieser Zeit die körperliche Beschäftigung anzuschlagen. Die steigende Muskelkraft kann sich auf ordnungsmäßigem Wege austoben. Der Tatendrang findet hier die zweckmäßigste Befriedigung, und gleichzeitig ist es das beste Mittel, geschlechtlichen Reizungen einen Damm zu setzen. In dieser Zeit, in der die Abhängigkeit geistigen Befindens von körperlichen Vorgängen unbestreitbar ist, muß eine Kräftigung des Körpers durch gute Nahrung, durch den Aufenthalt an frischer Luft, sorgfältige Hautpflege, Turnen und gymnastische Übungen das erste Gebot sein. Nur durch eine Überwachung der ganzen Lebensführung in dieser gefährdeten Zeit kann sie manchmal eine krankhafte Ausgestaltung der erblichen Anlage verhüten.

Oft muß man sich darauf beschränken, den Kindern über diesen schweren Zeitpunkt fortzuhelfen und die schlummernde Anlage vor allen schädlichen Gelegenheitsursachen zu bewahren. Vor allem muß das weibliche Geschlecht vor dem Versinken in die in dieser Zeit so lebhaft auftretenden geschlechtlichen Neigungen behütet werden.

VIII. Die Geisteskrankheiten des Kindesalters.

Häufigkeit. Die akuten Geisteskrankheiten im engeren Sinne sind im Kindesalter recht selten. Da es noch im Schutze des Elternhauses steht und im allgemeinen noch nicht den Unbilden des sozialen Elends preisgegeben ist, wird noch eine Fülle von ursächlichen Einflüssen von ihm abgehalten, die später den Erwachsenen der Geisteskrankheit überantworten. Vor allem macht sich noch nicht die Wirkung des Alkoholismus bemerkbar, die Syphilis tritt nur selten auf. Die chronischen Vergiftungen durch Nikotin fallen aus.

Verschlimmerung angeborener Entartungszustände. Manchmal machen sich auch die angeborenen Entartungszustände in akuten, d. h. plötzlich einsetzenden und zeitlich deutlich abgegrenzten Geistesstörungen Luft.

Bei den Epileptikern setzen gelegentlich die Dämmerzustände ein, die ja mit Geisteskrankheiten vollkommen gleichbedeutend sind. Sie können längere Zeit dauern und das Bild schwerster Verwirrtheit darbieten. Die Sinnestäuschungen, die in diesen Zuständen auftreten, haben meist eine religiöse Färbung: die Kinder sehen der Englein Schar, den ganzen Himmel offen, sie hören die Stimme Gottes. Der dämmerige Gesichtsausdruck, die verschwommenen sprachlichen Äußerungen, die meist gar nicht an die Frage anknüpfen, die Trübung des Bewußtseins lassen die epileptische Grundlage meist deutlich ahnen.

Auch in den schweren hysterischen Dämmerzuständen, in denen die Kinder ganz dem bewußten Leben entrückt sind und im Bann bestimmter krankhafter Vorstellungen und Sinnestäuschungen stehen, tritt wieder das Theatralische hervor. Es sieht so aus, als spielten die Kinder auf einer eingebildeten Bühne Theater, als unterhielten sie sich mit ihren vermeintlichen Mitspielern.

Progressive Paralyse. Unter den ausgesprochenen Geisteskrankheiten, die sich im Kindesalter auf dem Boden einer schweren organischen Veränderung des Gehirns entwickeln, ist zuerst die progressive Paralyse, die Gehirnerweichung der Laien, zu nennen. Diese sehr selten auftretende Krankheit ist eine Nachkrankheit der Syphilis, die meist von den Eltern ererbt worden ist, wie sich das fast immer durch das Vorhandensein anderer syphilitischer Veränderungen am Körper nachweisen läßt. Manchmal läßt sich sogar bei den Eltern gleichfalls die Paralyse feststellen (Familienparalyse).

Meist beginnt die Krankheit in den Entwicklungsjahren, kann sich aber auch früher, sogar schon im Alter von 5—6 Jahren, einstellen. Manchmal sind die Kinder schon von Jugend auf körperlich und geistig zurückgeblieben. Oder die Krankheit setzt bei zuerst normaler Entwicklung wie bei Erwachsenen ganz schleichend ein. Die Kinder werden unaufmerksam, gedächtnisschwach, und versagen bald geistig vollkommen. Eine Reihe von körperlichen Lähmungserscheinungen läßt die Natur der Krankheit sicher erkennen. Besonders bezeichnend ist eine Sprachstörung: einzelne Worte, besonders zusammengesetzte Wortverbindungen, können nicht richtig ausgesprochen werden. Die ganze Sprache ist klebend, schmierend und zuletzt ganz unverständlich. Die für die erwachsenen Paralytiker so bezeichnenden Größenideen, die sich nicht genug in den maßlosesten Übertreibungen erschöpfen können, fehlen in der Regel. Ebenso vermißt man die außerordentliche Gehobenheit der Stimmung, die viele Paralytiker dauernd verklärt. Das Wesentliche ist bei ihnen eine schnell fortschreitende Verblödung, bis schließlich die Kinder ganz vertiert und hilflos sind. Ziemlich häufig treten bei ihnen heftige Erregungszustände auf, in denen sie sinnlos schreien, aus dem Bett herausdrängen und alles zerreißen, was ihnen in die Finger fällt. Häufig machen sie ganz zwecklose Greifbewegungen. Allmählich werden sie unsicher beim Stehen und Gehen, bettlägerig, unrein. In den Gliedmaßen bilden sich dauernde Zusammenziehungen der Muskulatur heraus. Häufig beobachtet man bei ihnen andauernde Saug= und Kaubewegungen. Gelegentlich stellen sich Anfälle ein, die meist ein epileptisches Gepräge tragen und sich tagelang wiederholen können, ohne zunächst bestimmte dauernde Spuren zu hinterlassen.

Die Krankheit kann sich 3—4 Jahre hinschleppen. Das Ende ist unweigerlich der Tod. Eine wesentliche Beeinflussung der Krankheit ist ausgeschlossen.

Delirien. Unter den akuten Geistesstörungen, für die man eine organische Grundlage nicht nachzuweisen vermag, stehen in erster Linie die **deliranten Zustände**, die im wesentlichen durch lebhafte Sinnestäuschungen und sprunghafte Wahnvorstellungen gekennzeichnet sind. Der Gedankenablauf zeichnet sich durch eine vollkommene Zusammenhangslosigkeit aus.

Wir beobachten die Delirien am meisten dann, wenn schwere Schädlichkeiten den ganzen Körper ergriffen haben: Infektionskrankheiten, Gifte, verdorbene Speisen, Nahrungsmangel. Sie sind dann nur ein Symptom der allgemeinen körperlichen Erkrankung und verschwinden sofort, wenn diese behoben ist.

Bei den akuten Infektionskrankheiten stehen sie gewöhnlich in einem gewissen Abhängigkeitsverhältnis von der Höhe des Fiebers. Unter 39^5 werden sie selten beobachtet. Geistig minderwertige Kinder dagegen beantworten nicht selten ganz geringfügige Fieberanfälle mit gewaltigen Delirien. Ein erschöpftes Gehirn zeigt diese Erschöpfung durch Sinnestäuschungen an, die dann auch noch anhalten, wenn das Fieber längst abgeklungen ist.

Der Unterleibstyphus, der sich meist bei Erwachsenen durch zahllose Sinnestäuschungen bei schwerster Benommenheit kennzeichnet, verläuft bei den Kindern in der Regel ohne diese heftigen Delirien, und die Bewußtseinstrübung, die ihm den Namen des Nervenfiebers eingetragen hat, fehlt oft. Dagegen sind bei der Influenza diese Begleiterscheinungen sehr häufig. In den meisten Fällen haben wir es hier allerdings oft mit akuten Entzündungen des Gehirns und seiner Häute zu tun. Manchmal enden diese Entzündungsvorgänge, wenn sie nicht zum Tod führen, mit einem ausgeprägten geistigen Schwächezustand. Bei Masern sind diese Erscheinungen nicht so häufig, um so mehr beim

Delirien. Halluzinatorische Verwirrtheit

Scharlach, während die Lungenentzündung wieder meist ganz auf diese Delirien verzichtet.

Im Vordergrunde des Krankheitsbildes stehen lebhafte Sinnestäuschungen: die Kinder sehen Flammen, schwarze Männer, Gespenster, Engel, Fratzen. Die Umgebung erscheint ganz umgestaltet. Die Störungen der Gedankenverbindung, die durch die schnell aufeinander folgenden Sinnestäuschungen bedingt wird, gibt sich durch das verwirrte Sprechen zu erkennen. Der Gedankenablauf ist oft gehemmt. Örtlich und zeitlich wissen die Kinder nicht Bescheid. Dieser Zustand kann wochenlang dauern. Gelegentlich kommt es sogar zu Krämpfen.

Seltener sind die Erschöpfungsdelirien, so z. B. in den letzten Zeiten chronischer Infektionskrankheiten (Tuberkulose).

Halluzinatorische Verwirrtheit. Neben diesen, mit den körperlichen Krankheiten parallel laufenden Delirien treten solche gelegentlich auch selbständig ohne erkennbare Ursache auf, oder sie bleiben bestehen, wenn die auslösenden Ursachen schon längst vom Schauplatz abgetreten sind (akute halluzinatorische Verwirrtheit). Bald sind sie die Folgezustände von Infektionskrankheiten, bald gehen ihnen Selbstvergiftungen vorher (Nierenentzündungen), oder sie schließen sich an eine Alkoholaufnahme an. Auch Gehirnerschütterungen bei Unfällen können solche delirante Zustände auslösen. Als seltenere Ursachen werden ein Schreck oder eine schwere Erschöpfung beschuldigt.

Wieder beherrschen Sinnestäuschungen, die sich auf allen Sinnesgebieten abspielen können, das Feld. Das Kind sieht Funken und Flammen, Blitze zucken, weiße Gestalten schleichen heran, Ratten und Mäuse springen umher, der Lehrer hält ihnen ihre Unarten vor, es donnert, die Glocken läuten. Alles riecht nach Petroleum, das Essen schmeckt bitter, an den Füßen kitzelt es, der Schädel wird zusammengedrückt.

Drohende und lockende Gedanken jagen durch das Hirn. Meist handelt es sich um Verfolgungsideen. Man will ihm Gift eingeben, man schneidet ihm die Zunge heraus, die Großmutter will es in den Teich stecken.

Zu einem bestimmten Wahnsystem verbinden sich diese Verfolgungsideen, die sich meist durch ihre Massenhaftigkeit auszeichnen, nicht. Immer neue Sinnestäuschungen und Wahnideen brechen in buntem Wechsel auf das Kind hinein. Der Geist kann die vielen neuen Eindrücke nicht verarbeiten. Bald ist der Ablauf der Vorstellungen vollkommen gestört. Eine tiefe Verwirrtheit greift Platz. Das Kind weiß nicht mehr, wo es ist, es wähnt sich in fremden Ländern, Jahreszahl, Tageszeit, alles geht ihm durcheinander. Seine Umgebung verkennt es. Sprachlich kann es der Jagd der Vorstellungen nicht mehr folgen. Die Sprache wird verworren, die Sätze zusammenhangslos, das Kind spricht nur noch in abgerissenen, unverständlichen Worten. Ratlos geht es im Wirbel der Gedanken unter. Gleich zerfahren ist die Stimmung, die wahllos zwischen ihren Gegensätzen hin und her springt.

Seltener ist das Kind in seinem Tun verlangsamt und unschlüssig. Meist herrscht eine große Bewegungsunruhe vor. Die Kinder weinen, schreien, lachen, beten, predigen. Bald kauert das Kind sich ängstlich in die Ecke, bald will es fort, bald drängt es auf seine Umgebung ein, beißt, kratzt, schlägt um sich. In den schwersten Fällen kommt es zum planlosen Zerstören.

Meist dauern diese Zustände, die lawinenartig zu ihrer Höhe anschwellen, einige Wochen, können aber auch bis zur Dauer eines Jahres anhalten. Zwei Drittel der Fälle werden geheilt, die übrigen verfallen bei den hohen Anforderungen an die körperliche Leistungsfähigkeit dem Tod oder verblöden.

Seltener sind im Kindesalter die Krankheiten des Stimmungslebens, die schon öfters erwähnte Melancholie und Manie.

Manie. Bei der Manie spielt als Ursache manchmal eine Erschöpfung mit. Manchmal ist die erste Menstruation nicht bedeutungslos. Die Erblichkeit hat hier wenig zu sagen. Eine einmalige Erkrankung ist sehr selten, meist wird die Manie als periodische, sich immer wieder wiederholende Krankheit mit in das spätere Leben herübergenommen.

Eine krankhafte Heiterkeit fällt am meisten in die Augen. Die Augen des Kindes glänzen, das Gesicht ist heiter erregt, stundenlang kommt es nicht aus dem Lachen heraus. Vorwürfe, Schelte und Züchtigungen vermögen die heitere Stimmung nicht zu verscheuchen.

Der Gedankenablauf ist so beschleunigt, daß es zu einer sinnlosen Ideenflucht kommt. Seine Umgebung läßt das Kind kaum zu Worte kommen, ununterbrochen schwatzt es weiter und gerät vom Hundertsten in das Tausendste. In leichteren Fällen bleibt der innere Zusammenhang dieses ideenflüchtigen Geplauders noch leidlich gewahrt. In schwereren verliert es sofort den Faden und reiht die Worte und Sätze ohne inneren Zusammenhang, einfach nach der Klangähnlichkeit, aneinander. Jeder neue Sinneseindruck löst neue ideenflüchtige Bemerkungen aus.

Dabei macht sich ein starker Bewegungsdrang bemerkbar. Das Kind kann nicht ruhig sitzen. Bei keiner Beschäftigung hält es aus, jedes Spiel artet bald in Toben aus. Jede Bewegung verrät die Hast, das Gesicht wird beständig verzogen. Schließlich gefallen sich die Kinder in sinnlosem Zerstören, wühlen an ihren Decken und Kleidern herum, grimassieren, schreien und schmieren mit ihrem Speichel. Meist besteht eine schwere Schlaflosigkeit.

Sinnestäuschungen sind bei dieser Krankheit sehr selten, Größenideen werden häufig beobachtet. Zunächst stellt sich eine starke Hebung des Selbstgefühls ein, die in burschikosem Gebaren, Renommieren, Auflehnung gegen die Eltern und phantastischen Zukunftsplänen gipfelt. Schließlich äußern sie ausgesprochene Größenideen. Das Kind hat die reichsten Eltern, ist das Christuskind, das klügste in der Klasse, es wird noch einmal adelig und Vorsitzender des Betriebsrates werden.

Die Kinder fangen an zu rauchen, ergeben sich dem Alkoholgenuß und laufen aus der Schule fort. Ihr Kraftgefühl verwickelt sie in Raufereien. Die Lüge macht ihnen keine Kopfschmerzen, sie naschen, stehlen, und ihre zahllosen Gassenjungenstreiche bekümmern die Polizei. Meist setzt die Krankheit ganz plötzlich ein.

Melancholie. Bei der Melancholie fällt der erblichen Belastung eine gewaltige Rolle zu. Oft sind die Eltern selbst Melancholiker. Beim weiblichen Geschlecht wirkt die Bleichsucht mit, im übrigen kommen nur Gelegenheitsursachen in Betracht. Auch das Heimweh kann in den Beginn der Krankheit hineinspielen.

Die häufigste Erscheinung ist hier die Traurigkeit, zu der sich in den schwersten Fällen noch die Angst gesellt, die meist in der Herzgegend sitzt, manchmal aber auch in den Kopf oder in den Unterleib verlegt wird.

Das Kind kann nicht mehr fröhlich und heiter sein. Die Freude am Spiel, das Interesse am Unterricht sind erloschen. Die Zärtlichkeit gegen die Familie ist krankhaft gesteigert. Oder das Gefühl stirbt ganz und gar ab, und dann leiden die Kinder schwer darunter, daß sie nicht so fühlen können, wie sie sollen und wollen. Meist können sie nicht weinen. Manchmal steigert sich das Gefühl der inneren Unlust zur Reizbarkeit und Eigenwilligkeit. Nicht selten bestehen schreckhafte Sinnestäuschungen: Fratzen, schwarze Männer, wilde Tiere, Teufel.

Ebenso häufig findet man bei ihnen Wahnvorstellungen, meist hypochondrischen Inhalts. Ihnen fehlen die schwersten Leiden, nie können sie wieder gesund werden. Geringe körperliche Beschwerden wachsen sich in ihrer Angst zu den bedenklichsten Krankheiten aus.

Seltener sind die bei den Erwachsenen so häufigen Selbstanklagen: das Kind behauptet, es sei immer schlecht gewesen, habe gestohlen, nicht genug gebetet.

Von den leichtesten Graden der Denkhemmung kann es zu einer solchen Verlangsamung des Denkens kommen, daß das Kind die einfachsten Dinge verlernt zu haben scheint. Auf die gewöhnlichsten Tatsachen muß es sich erst lange besinnen, auf viele Fragen antwortet es überhaupt nicht. Die Merkfähigkeit ist stark herabgesetzt. Die einfachsten Aufträge werden verwechselt oder vergessen. Das Kind klagt selbst darüber, daß seine Gedanken ganz weg sind. In seinem Handeln herrscht meist eine starke Unschlüssigkeit vor. In den schwersten Fällen werden die einfachsten Bewegungen langsam und zögernd ausgeführt, bis schließlich jede Bewegung unterbleiben kann. Verdeckt kann diese allgemeine Hemmung durch die starke Angst werden, die Angstbewegungen und Angsthandlungen hervorruft.

In den schwersten Steigerungen der Melancholie kann es zum Selbstmord kommen. Nicht selten ist die Nahrungsverweigerung: das Kind hat kein Essen verdient oder ist zu krank, um essen zu können. Seltener entlädt sich die angstvolle Spannung in Brandstiftungen oder ähnlichen Gewalttaten.

Die Melancholie, die meist schnell ihren Höhepunkt erreicht, kann viele Monate lang dauern, selbst bis zur Dauer von Jahren, um meist in Heilung überzugehen.

Meist muß man allerdings auch bei ihr mit einer Wiederkehr der Krankheit rechnen. Die einzelnen Anfälle des gewöhnlich periodisch auftretenden Leidens ähneln sich geradezu in photographischer Treue.

Manchmal geht der Manie ein melancholisches Vorstadium voraus oder schließt sich ihr an. Oder Manie und Melancholie wechseln miteinander ab (**zirkuläres Irresein**). Der Umschlag der Stimmung und des ganzen Verhaltens stellt sich manchmal ganz unvermittelt in der allerkürzesten Zeit ein.

Jugendirresein. Die letzte, aber bei weitem wichtigste Geisteskrankheit des Kindesalters ist das Jugendirresein (Dementia praecox, Hebephrenie). Sie setzt gelegentlich schon im frühen Kindesalter ein, erreicht aber ihren Höhepunkt in der Regel nach der Pubertät und im dritten Jahrzehnt.

Die Ursachen liegen noch im Dunkeln. Wahrscheinlich handelt es sich um einen chronischen inneren Vergiftungsprozeß. Die Annahme liegt sehr nahe, daß sie mit den körperlichen Vorgängen und den Änderungen im Stoffwechsel bei der Pubertät im Zusammenhang stehen, da ihre Wurzeln sehr häufig in die Pubertät hineinreichen. Im Jugendirresein finden wir viele Züge wieder, die auch den gesunden Entwicklungsjahren eigen sind, nur daß sie ins Maßlose vergröbert sind und oft eine abenteuerliche Gestalt annehmen.

Den Grundzug der Krankheit bildet ein rasch verlaufender geistiger Verfall, der vor allem, besonders in leichteren Fällen, das **Gemüts- und Willensleben** erfaßt. Gleichgültigkeit, Schlaffheit und Gemütsleere bilden den Kern des Krankheitsbildes, um das herum sich die mannigfaltigsten und zum Teil sehr merkwürdigen Krankheitserscheinungen herumlagern. Das Krankheitsbild wird auf diese Weise so vielgestaltig, daß die einzelnen Zustandsbilder oft nicht derselben Krankheit anzugehören scheinen.

In den schleichend verlaufenden Fällen lassen bis dahin fleißige und gut begabte Kinder zuerst ganz unmerklich, dann immer deutlicher und schneller in ihrem Eifer, ihrer Triebkraft und bald auch in ihren Leistungen nach. Arbeitslust und Arbeitseifer sind dahin. An seinen Ehrgeiz wendet man sich vergebens, Strafen lassen es kalt. Ein albernes Lächeln oder eine unverständliche Redensart sind die einzige Antwort. Faulenzend treibt es sich herum oder ergibt sich törichten Spielereien oder Liebhabereien.

Manchmal nimmt es noch einen Anlauf. Die alte Leistungsfähigkeit scheint sich wieder zu regen. Aber bald klappt es zusammen und läßt die Arbeit wieder liegen. Tatenlos dämmert es in den Tag hinein.

Sich selbst ist das Kind dieses Versagens nicht bewußt. Im Gegenteil, es trägt sich oft mit hohen Plänen, verspricht das Menschenmögliche und steckt sich die lockendsten Ziele, während es tatsächlich nicht einmal die bescheidensten Forderungen des Alltags erfüllt. Selbstzufrieden läßt es sich treiben, taub gegen alle Bitten der Familie. Mit Zartgefühl und Sinn für Ehre ist es vorbei. Daß die Zeugnisse immer schlechter werden, ist ihm gleichgültig.

Manchmal reichen noch die Reste der Intelligenz aus, um das Kind nicht ganz in der Schule versagen zu lassen. Wenn es Nachhilfe bekommt, kann es sogar noch in die höheren Schulklassen überwandern. Ja es genügt noch für bescheidene Stellen, die allerdings im schneidendsten Gegensatz zu den hohen Zielen stehen, die es sich früher gesteckt hatte. Der Ehrgeiz ist abgetötet. Solche Kinder fühlen sich ganz zufrieden, wenn man ihnen nur das Denken erspart und jede Verantwortlichkeit abnimmt. So führen sie das Dämmerleben der letzten Schuljahre weiter.

In der Lehre werden sie bald faul und halsstarrig. Sie werden wenig brauchbare Gelegenheitsarbeiter, verfallen dem Betteln und der Stromerei, und tritt noch der Alkohol dazu, dann treiben sie mit Riesenschritten dem sozialen Absturz zu. Nur manchmal taucht in ihrem erstorbenen Seelenleben die Erinnerung an eine bessere Zeit auf, in der sie noch etwas leisteten und noch wollen konnten.

Diese schleichende geistige Verödung wird meist nicht als Krankheit erkannt. Manchmal gehen ihr nervöse Erscheinungen voraus, Kopfschmerzen, Schlaflosigkeit, Ermüdungsgefühl, reizbare Verstimmung.

Gewöhnlich werden deshalb diese Zustände mit Nervenschwäche verwechselt. Die Reizbarkeit verschwindet aber bald, und an ihre Stelle tritt die viel gefährlichere Teilnahmslosigkeit. Dann hockt das Kind in den Ecken herum, träumt vor sich hin und ist zu kei-

Jugendirresein

nem Spiel, keiner Tätigkeit zu bewegen. Alle Erziehungsversuche prallen wirkungslos an ihm ab. Andererseits sind die verkehrtesten Erziehungsmaßnahmen und eine maßlose Überspannung ihrer Kraft nicht imstande, allein das Jugendirresein ins Leben zu rufen.

Lärmender und auffallender gestaltet sich diese Krankheit in anderen Fällen. Die tiefste Niedergeschlagenheit, heftige Angstzustände stellen sich ein. Hypochondrische Vorstellungen und Sinnestäuschungen beherrschen das Feld. Eine triebartige Angst jagt die Kinder hin und her. Sie sind unrettbar verloren, sie haben zu viel onaniert, das Rückenmark ist verdorrt. Auf der Straße spricht man über sie, die Leute spucken vor ihnen aus. Vor Gott sind sie verdammt, die Hölle steht ihnen offen. Es kann zu den schwersten Gewalttaten kommen, um die angstvolle Spannung zu lösen, zur Selbstverstümmelung, zum Selbstmord, zur Brandstiftung, zum sinnlosen Fortlaufen.

Nach einigen Tagen ist oft plötzlich diese ganze Erregung wie fortgeblasen. Das Kind, das mittlerweile in die Anstalt gebracht worden ist, erklärt ganz vergnügt, es sei alles gut. Mit der größten Seelenruhe spricht es von den Verfolgungen und gibt zu, daß diese noch weiter fortbestehen. Mit vergnügtem Lächeln berichtet es über die auffallendsten Wahnideen. Es findet nichts darin, daß man ihm mittags Gift in die Suppe tut. Es hält es für einen köstlichen Scherz, daß es von Gott adoptiert ist.

Die ganze Sprechweise wird überhaupt immer zerfahrener und krauser. Jetzt beginnt das sogenannte Vorbeireden. Die Kranken behaupten die einfachsten und selbstverständlichsten Dinge, die auch bei der schwersten Verblödung nicht verloren gehen, nicht mehr zu wissen. Sie wollen über Zeit und Ort nicht orientiert sein, obgleich aus ihrem Verhalten deutlich hervorgeht, daß sie über alles Bescheid wissen. Auch sonst beantworten sie alle Fragen in der sinn- und zusammenhanglosesten Weise, sie geben immer dieselbe, ganz unverständliche Antwort oder wiederholen das letzte Wort der an sie gestellten Frage.

Ohne alles Interesse, ohne jede Arbeit fühlen sie sich mit allem zufrieden. In der Anstalt leben sie sich schnell ein. Die Intelligenz zahlt der Krankheit allmählich ihren Zoll. Gerade die kindlichen Vertreter der Krankheit verblöden meist sehr schnell.

VIII. Die Geisteskrankheiten des Kindesalters

Dann sitzen sie den ganzen Tag auf der Bank herum, ohne zu sprechen, ein unbestimmtes Lächeln auf dem Gesichte tragend. Um so mehr ist man später überrascht, wenn man feststellen kann, daß sie ausgezeichnet beobachtet haben.

Mitten aus dieser stumpfen Gelassenheit heraus bricht dann manchmal urplötzlich die gewaltigste Erregung los. Sie schlagen die Fensterscheiben ein, sie werfen das ganze Geschirr auf die Erde, sie bedrohen andere Kranke. Oder sie begehen die schwersten Selbstverstümmelungen, kratzen sich die Pulsadern auf oder stürzen sich aus dem Fenster. Gelegentlich setzen solche Gewalttaten in dem ersten Verlauf der Krankheit ein, ehe diese überhaupt erkannt ist. Das Kind ruft in der Klasse urplötzlich dem Lehrer ein gemeines Schimpfwort zu. Der Lehrjunge sucht den Meister mit der Ahle zu erstechen.

Nachher ist plötzlich wieder alles vorbei, und das Kind läßt mit einfältigem Lächeln wieder alles über sich ergehen.

Manche derartige Kranke, die sonst tatenlos ihre dumpfen Tage verbringen, tragen ein läppisches und albernes Wesen zur Schau, das oft allein schon die Krankheit erkennen läßt. Ein affektiertes Lächeln ziert die öden Gesichtszüge, und mit gespreizten Bewegungen begleiten sie ihre wenig geistvollen Äußerungen. Dabei liegt über ihrem ganzen Wesen oft etwas durchaus Widerspruchsvolles. Mit strahlendem Gesichte und kicherndem Gelächter teilen sie mit, daß ihnen gleich die Füße abgehackt werden sollen, und unter strömenden Tränen eröffnen sie, daß sie das große Los gewonnen haben.

Das Gefühl für Anstand und Sitte verlieren sie schnell. Sie vernachlässigen ihr Äußeres, sie sind in ihren Bedürfnissen sehr unsauber und onanieren ohne jedes Schamgefühl in anderer Gegenwart. Trotzdem behalten sie gerne eine ungeheure Förmlichkeit bei, grüßen feierlich und reden den größten Unsinn in gespreizter Weise mit allen möglichen Wiederholungen, Reimereien und sinnlosen Wortspielen.

Katatonische Form. Bei der zweiten — der katatonischen — Form des Jugendirreseins finden wir diese merkwürdigen Manieren, die gezwungenen steifen Bewegungen, die verschrobene Sprechweise, das öde Lächeln noch deutlicher.

Monatelang, ja Jahre hindurch stehen sie in genau derselben

Stellung in den Ecken herum oder liegen in fast regungsloser Starre im Bett, den Kopf vom Kopfkissen leicht abgehoben, das Gesicht maskenartig erstarrt, die Lippen rüsselförmig vorgestreckt mit erschlafften Gliedmaßen. Versucht man den Mund oder die Augen zu öffnen, oder will man ein Glied bewegen, so leisten sie heftigen Widerstand, wobei sich alle Muskeln kräftig anspannen. Obgleich man ihnen deutlich ansieht, daß sie jedes Wort verstehen, sprechen sie kein Wort. Sie wollen sich nicht füttern lassen und müssen oft mit der Schlundsonde ernährt werden. Nimmt man sie aus dem Bett, so bleiben sie dort stehen, wo man sie hingestellt hat. Stößt man sie an, so trippeln sie einige Schritte weiter, um sofort wieder unbeweglich stehen zu bleiben.

Andere derartige Kranke machen mit den Lippen Sprechbewegungen, ohne ein Wort herauszubringen. Das Essen lassen sie sich in den Mund stecken, schlucken es aber nicht herunter. Hebt man einen Arm in die Höhe, so bleibt er lange Zeit in dieser Stellung stehen. Manche Kranke verharren stundenlang in derselben oft sehr unbequemen Stellung, stehen auf einem Bein oder in Kniebeuge oder in Christusstellung. Dabei läuft der Speichel aus dem Mund, sie lassen unter sich, sie dulden keine Kleider und zerreißen alles, wenn man sie anziehen will. Manchmal tun sie immer das Gegenteil von dem, was man von ihnen verlangt, und dann kann man diese Eigenschaft, den sogenannten Negativismus, dazu benutzen, um sie zu dem zu bringen, was man von ihnen haben will, indem man ihnen das Gegenteil anbefiehlt.

Dem entsprechen oft ganz stereotype Bewegungen. Sie marschieren immer auf derselben Stelle feierlich auf und ab, sie treten auf derselben Stelle herum, sie geben einen Purzelbaum nach dem anderen zum besten. Sie schlagen sich so lange auf dieselbe Stelle des Kopfes, bis sich dort Geschwüre bilden. Dazu schneiden sie Grimassen, pfeifen oder murmeln dieselben Reime vor sich hin.

Sucht man sie davon abzubringen, so leisten sie den heftigsten Widerstand und werden nur noch mehr in ihrem sinnlosen Handeln bestärkt. Der Gang wird immer gezwungener. Die verschnörkelte Sprache kann zuletzt derart in sich zerfallen, daß man gar nicht versteht, was sie wollen. Dann entsteht ein Wort=

gemenge, das zutreffend als Wortsalat bezeichnet wird. Ihre Briefe werden immer geheimnisvoller. Verworrene Zeichnungen werden eingeflochten, der Inhalt wird zuletzt ganz unverständlich, da die Langatmigkeit ihres Inhalts nur noch durch das Fehlen jedes vernünftigen Gedankens übertroffen wird. Über das Krankhafte dieser Zustände sind sie sich meist vollkommen klar, aber durchaus nicht imstande, sich zu beherrschen. Auch bei diesen katatonischen Formen des Jugendirreseins kommen plötzlich Erregungszustände vor. Kranke, die monatelang im Bett gelegen haben, springen plötzlich auf und verprügeln den Arzt. Andere, die ebensolange stumm dagelegen hatten, stoßen plötzlich ein entsetzliches Gebrülle oder ein unpassendes Lied aus, um dann wieder in dumpfes Schweigen zu versinken. Sie bleiben in jeder Beziehung unberechenbar.

Dementia paranoides. Bei der dritten Gruppe spielen Wahnvorstellungen und Sinnestäuschungen die Hauptrolle. Dabei können sogar ganz verwickelte Wahnsysteme gebildet werden, nur daß das Ganze meist zerrissen und zusammenhangslos ist. Bei Kindern ist diese Form des Jugendirreseins verhältnismäßig selten.

Pfropfhebephrenie. Alle diese Zustände können sich auf dem Boden des angeborenen Schwachsinns entwickeln, der dann zu den schwersten Formen der Verblödung ausartet. Die Krankheit wird gleichsam auf das bestehende Leiden aufgepfropft und deshalb als Pfropfhebephrenie bezeichnet. Verfolgt man diese Zustände bis in die ersten Lebensjahre hinein, dann läßt sich oft feststellen, daß die Schwachsinnigen in dieser Zeit ein sehr auffallendes Wesen gezeigt hatten: allgemeine Unruhe, merkwürdige Bewegungen, sinnloses Geschrei. Das ganze Wesen des Jugendirreseins ist hier schon angedeutet und dem kindlichen Alter angepaßt. Es ist der erste Ausbruch des durch die Selbstvergiftung hervorgerufenen Leidens, das vorläufig ausheilt, um, durch die Stürme der Pubertät angefacht, wieder emporzulodern.

Folgezustände. Das Jugendirresein kann eine wesentliche Besserung erfahren, wenn auch eine völlige Heilung außerordentlich selten ist. Es kann auch auf jeder Stufe des geistigen Verfalles haltmachen. Immer bleibt eine geistige Minderwertig=

keit zurück. Leichtere Grade von Geistesschwäche werden oft übersehen, und nur der vermag zu erkennen, was das Kind eingebüßt hat, der es vor der Krankheit gekannt hat. Mit der Intelligenz bleibt es noch immer am besten bestellt. Aber es fehlt die geistige Regsamkeit, das Gemütsleben ist meist erstarrt, die Ethik verkümmert, die Willenskraft geschwächt. In bescheidenen Grenzen können diese Kinder später sich weiterentwickeln und manchmal noch einen Beruf ergreifen. Aber immer droht der Rückfall. Die Krankheit kann jederzeit ohne jeden Übergang wieder ausbrechen, um dann das geistige Vernichtungswerk zu vollenden. Dann wird der Kranke meist für den Rest seines Lebens in die Anstalt verschlagen.

Den leichten Formen droht besonders die Gefahr der Verkennung. Ihr stumpfes, gleichgültiges Wesen gilt als Faulheit, ihre mangelhafte Ethik, die sie leicht ins Verbrechertum treibt, erscheint als bewußte Schlechtigkeit. Bei ihnen kann die schlechte Behandlung, die dann einsetzt, die Krankheit zum schnelleren Fortschreiten bringen.

IX. Die kindlichen Verbrecher.

Der Zusammenhang der Kriminalität mit der Geisteskrankheit ist schon durch die Eigenart mancher Formen der kindlichen Geistesstörungen bedingt. Wie groß ihre Bedeutung ist, geht aus der außerordentlichen Zunahme des kindlichen und jugendlichen Verbrechertums hervor. Einige Jahre vor Ausbruch des Krieges war eine Senkung der Zahlen in der Kriminalitätsstatistik eingetreten. Der Krieg und die sich daran anschließenden Ereignisse haben diesen Aufstieg in sein Gegenteil verkehrt.

Man darf ja nicht die Fehlerquellen, die in allen Statistiken stecken, verkennen. Aber man darf auch nicht vergessen, daß die jugendlichen Verbrecher sehr große Aussichten haben, zunächst nicht in den Verbrecherstatistiken aufzutauchen. Eine große Menge von Vergehen und Gesetzesübertretungen entzieht sich der Kenntnis der Gerichte, weil sie im Kreise der Familie verborgen bleiben, weil die Betroffenen Mitleid mit den kindlichen Missetätern empfinden, und die Vermittlung der Eltern dem Eingreifen des

Staatsanwaltes vorbeugt. Jetzt kommen viele kindliche Gesetzes=
überschreitungen nicht zur Anzeige, weil die Betroffenen die Rache
der Eltern der jugendlichen Missetäter fürchten.

Man kann von den zahlenmäßigen Schwankungen der Sta=
tistik ganz absehen. Die Zahlen stehen auf einer so schwindelnden
Höhe, und die Art der Verbrechen redet eine so beredte Sprache,
daß wir den Ursachen der kindlichen Kriminalität durchaus auf
den Grund gehen müssen. Muß man ja doch in den jugendlichen
Verbrechern die Rekruten der großen Verbrecherarmee erblicken.
Bei ihnen kann man noch am ersten das Wesen des Verbrechens
und seine Ursachen erkennen. Jetzt kann auch am besten eine Be=
kämpfung einsetzen. Die äußeren Verhältnisse, die bestimmend
auf ihn einwirkten, die Einflüsse der Familie, der Schule, der gei=
stigen und körperlichen Entwicklung liegen noch klar zutage.
Manche Faktoren, die später den Menschen auf die Bahn des
Verbrechens treiben — Bummelleben, Alkoholvergiftung, Syphi=
lis, die Sorge um die Existenz, die Konkurrenz im wirtschaftlichen
Dasein, lange Gefängnisstrafen, schwere Familiensorgen —, haben
noch nicht ihre unheilvolle Tätigkeit entfaltet.

Den Zusammenhang des Verbrechens mit der Person des
Täters in ein helleres Licht zu setzen, hat vor allem die italienische
Schule, deren bekanntester Vertreter Lombroso war, unternom=
men. Mag sie auch in mancher Beziehung weit über das Ziel
hinausgeschossen haben, sie hat das Studium der Psyche gerade
des jugendlichen Verbrechers in der erfolgreichsten Weise ange=
regt, wie das früher noch nie der Fall gewesen ist.

Die Keime des Verbrechens fand Lombroso im ersten Lebens=
alter des Menschen als normale Erscheinungen, so daß das Kind
als ein des moralischen Sinnes entbehrender Mensch das dar=
stelle, was man einen moralisch Irrsinnigen oder einen ge=
borenen Verbrecher nenne. Alle Eigenschaften, die nach
allgemeiner Ansicht als ausgesprochene Kennzeichen des Ver=
brechens aufgefaßt werden müßten, seien hier die Regel. Daß
diese Annahme nicht haltbar ist, geht schon daraus hervor, daß
die zahllosen Beispiele, die er beibrachte, ausnahmslos Kinder
betrafen, bei denen sich zahlreiche Anzeichen geistiger Krankheit
nachweisen ließen. Treten uns die von Lombroso als Gemein=
gut aller Kinder gekennzeichneten Eigenschaften, die einer ver=

brecherischen Gesinnung entsprechen könnten, in gehäufter Form
entgegen, dann ist die krankhafte Grundlage ganz unverkennbar.
Wie uns bei den Erwachsenen viele Verbrecher erst dadurch verständlich werden, daß sie geisteskrank sind, so lassen sich manche
Gesetzesübertretungen der Kinder nur dann begreifen, wenn wir
über ihre geistige Minderwertigkeit im klaren sind, wenn man
auch natürlich nicht in allen Fällen an eine solche Deutung zu
denken braucht.

An und für sich erscheinen diese Gesetzesübertretungen von
vornherein in einem milderen Lichte als bei Erwachsenen. Oft
sind die Kinder nicht fähig, das Strafbare einer Handlung einzusehen. Sie kennen nicht die darauf stehenden Strafen. Die
Sachlage überschauen sie oft nicht. Ethik und Moral sind noch
nicht entwickelt und sollen erst durch Beispiel und Erziehung gewonnen werden. Ihre schwache Willenskraft vermag verbrecherischen Anwandlungen nicht den genügenden Widerstand entgegenzusetzen.

Deshalb sind die Kinder zu allen Zeiten in allen Kulturländern
bis zu einem gewissen Alter von Strafe befreit und für die daran
anschließende Zeit mit einer bedeutenden Strafmilderung bedacht
worden. Da man diese natürliche strafgesetzliche Minderwertigkeit durch diese Maßregeln hinreichend geschützt wähnte, setzte
man auch, wenn man auf besonders starke geistige Eigentümlichkeiten stieß, diese ohne weiteres auf Rechnung der besonderen
Eigenart des kindlichen Gemütes und glaubte sie durch diese ge-
setzliche Schonzeit genügend berücksichtigt.

Zudem begeht das Kind häufig genug im täglichen Leben
Handlungen, die man bei einem Erwachsenen als Verbrechen be-
zeichnen würde, ohne daß man an seiner geistigen Gesundheit zu
zweifeln brauchte, und ohne daß man es dafür trotzdem voll verantwortlich machen wollte. Dazu wird es oft von seiner ganzen
Entwicklung getrieben. Das Selbstgefühl ist noch sehr stark entwickelt. Die eigenen Interessen verdrängen alles andere. Die
Sorge für das Wohlergehen anderer kennt das Kind nicht. So
läßt es seiner Natur entsprechend unbedenklich dem Nahrungs-
und Erhaltungstrieb die Zügel schließen. Die Besonnenheit ist
schwach, die Kritik schweigt, die Affekte werden nicht gezügelt,

die Umsetzung der Triebe in die Tat erfolgt schnell und unbeschränkt.

Das Kraftgefühl, das sich bei den Kindern entwickelt, verleitet sie zu Gewalttätigkeiten. Im Bewußtsein der körperlichen Überlegenheit mißhandeln sie kleinere Gespielen. Ihre Rachsucht treibt sie zu Zerstörungen an, zu denen sie auch ihr starkes Kausalitätsbedürfnis hindrängt, das den Zusammenhang aller Dinge ergründen will. Ihre Nachahmungssucht läßt sie nicht hinter den Taten ihrer gleichalterigen Genossen zurückstehen. Leichter fallen sie der Verführung durch andere zum Opfer. Die Sucht zum Renommieren läßt sie auch Taten begehen, deren Verwerflichkeit ihnen wohl bewußt ist.

Das alles prägt sich noch stärker aus, wenn das Krankhafte in ihrer Veranlagung dazutritt, am gewaltigsten dann, wenn das Kind in den Übergang zum Erwachsenen eintritt. Scharfe Grenzen zwischen der normalen und kranken asozialen Artung lassen sich dann nie ziehen. Die gegebene Zeit, in der die Zurechnungsfähigkeit erlangt wird, ist fraglos die Pubertät. Jetzt tritt das Kind meist ins Leben heraus. Für seine Betätigung in verbrecherischer Beziehung eröffnet sich ihm ein weiteres Feld. Ungeahnte Eindrücke stürmen auf es ein. Jetzt entfaltet eine Fülle von Einflüssen, die das Verbrechen mit gestalten, ihre Tätigkeit. Da die Geschlechtsreifung mit ihren vielen geistigen Abweichungen von der Norm dem Verbrechen Vorschub leistet, ist diese Zeit für den Zusammenhang zwischen Verbrechen und Geistesstörung ganz besonders bedeutsam. Aber diese Periode bindet sich nicht sklavisch an diesen Zeitpunkt. Sie ist beim männlichen und weiblichen Geschlecht verschieden und erlaubt sich gerade bei den geistig Minderwertigen recht große Sprünge.

Die Gesetzgebung, die sich immer den für den Schuldigen günstigen Verhältnissen anpassen muß, hat den Zeitpunkt, in dem der Schuldige in die volle Verantwortlichkeit für sein Tun eintritt, deshalb auch verhältnismäßig hoch gesetzt, durchschnittlich auf das 18. Lebensjahr.

Die Betrachtung des Zusammenhangs wird dadurch wesentlich vereinfacht, daß viele Geisteskrankheiten, die später einen besonders innigen Bund mit dem Verbrechen eingehen, in diesem Lebensalter gar nicht oder nur in ganz geringem Maße in Betracht kommen.

Oft fehlt es den geistigen Störungen im Kindesalter an der nötigen Kraft, um die verbrecherischen Triebe in durchschlagender Weise in die Tat umzusetzen. Immerhin genügt in den Erregungszuständen der Manie die rasch aufwallende und bis zur Sinnlosigkeit anwachsende Wut, um eine blinde Zerstörungssucht walten zu lassen und selbst Gewalttaten gegen die Umgebung zu zeitigen. Die gehobene Stimmung der Manie tobt sich gern in übermütigen Streichen, in Übertretungen von Polizeiverordnungen und ähnlichen Vergehen aus.

Bei der Melancholie, die ja sowieso im Kindesalter selten ist, kommt es höchstens zu allgemeiner Arbeitsscheu und zum Umhertreiben. Die schweren Verbrechen, die wir bei der Melancholie der Erwachsenen beobachten, bleiben den kindlichen Melancholikern erspart.

In allen Krankheitszuständen, die durch Sinnestäuschungen und Wahnideen beherrscht werden, können die Kinder auf Befehl von Stimmen, die sie zu hören glauben, oder im Banne ihrer Wahnvorstellungen sich gelegentlich schwere Gewalttaten zuschulden kommen lassen. In dieser Beziehung sind die Vorbereitungszustände zur chronischen Verrücktheit von praktischer Bedeutung vor allem dann, wenn derartige paranoische Kinder in ein straffes Regime, z. B. in die Fürsorgeerziehung, hineingeraten. In verbissenem Groll leben sie dahin, in harmlosen Äußerungen wittern sie Beleidigungen. Ungeduldig ersehnen sie ihre Freiheit, um sich an der Menschheit zu rächen. Stehen sie noch unter dem Einfluß von Sinnestäuschungen, dann können sich bei ihnen die heftigsten Erregungszustände entwickeln, denen das Mobiliar der Umgebung zum Opfer fällt und die in blutigen Gewalttaten endigen können. Gerade diese Knaben sind später meist dem Verbrechen verfallen. Ihre krankhafte Veranlagung setzt sie dauernd in Gegensatz zur Umgebung. Sie vermögen in keinem Berufe Fuß zu fassen. Sehr bald verfallen sie dem Betteln und der Vagabondage, bis sich schließlich ein ausgeprägtes Verfolgungssystem entwickelt. Zum Schlusse stranden sie im Gefängnis und in Besserungsanstalten und ergeben sich dem Verbrechen in jeder Gestalt, um in den Irrenanstalten zu enden.

IX. Die kindlichen Verbrecher

Bei den Epileptikern macht sich oft schon in der frühesten Jugend ihre unglaubliche Selbstsucht geltend. Um ihre eigenen Interessen zu fördern, scheuen sie vor keinem Mittel zurück. Bei ihrer Gefühlshärte werden die jugendlichen Krampfkranken oft roh und gewalttätig. Sie mißhandeln Tiere, Gespielen und Geschwister. Die Herabsetzung der Intelligenz hindert sie meist, das Strafbare ihres Tuns einzusehen. Da sich bei ihnen allmählich eine vollkommene moralische Entartung einstellt, werden sie in jeder Beziehung unsozial. Da sie bei ihrer Reizbarkeit mit der Umgebung immer in Konflikt geraten, in der Schule hinter anderen Schülern zurückbleiben und in der Wahl ihres Berufes auf das äußerste beschränkt sind, verfallen sie leicht dem Wanderbettel und Diebstahl. Gehören sie begüterten Familien an, dann kann eine rechtzeitige Fürsorge zur Not noch verhüten, daß sie auf soziale Abwege geraten. Ist das nicht der Fall, treten bei ihnen zudem keine Krämpfe auf, so daß der Zustand nicht erkannt und sie nicht der Anstalt zugeführt werden, dann ist meist ihr Schicksal besiegelt.

In den periodisch auftretenden Verwirrtheitszuständen kann es zu den sinnlosesten Gewalttätigkeiten kommen. In den Dämmerzuständen verfallen sie der Vagabondage, die sich wieder gerne mit Betteln, Mundraub und Diebstahl verbindet.

Bei hysterischen Kindern läuft der Zusammenhang der Krankheit mit dem Verbrechen zunächst auf ihre geringe Wahrheitsliebe und ihre übertriebene Phantasie heraus. Daraus entspringen ihre falschen Aussagen vor Gericht. Sie beschuldigen wider besseres Wissen Lehrer und Ärzte angeblicher Sittlichkeitsverbrechen. Ihre Neigung zur Lüge und zur Vorspiegelung falscher Tatsachen artet dann oft in Betrug und Diebstahl aus, und ihre Frühreife macht es ihnen möglich, verwickelte Pläne durchzuführen, die man nach ihrem Alter kaum erwarten sollte. Unter den kindlichen und jugendlichen Warenhausdiebinnen stehen die Hysterischen an der Spitze.

Auch die triebhaften Naturen verwirren sich leicht in das kriminelle Gebiet. Es können Brandstiftungen und Gewalttaten begangen werden, die auf die Umgebung einen um so befremdenderen Eindruck machen, als sie dem sonstigen Wesen der Kinder durchaus widersprechen.

Epileptische, hysterische, hebephrenische Verbrecher

Besser sind die Kinder mit Zwangsvorstellungen daran. Gewiß stehen auch diese Kinder oft unter dem Drucke der Zwangsidee, daß sie ein Verbrechen begehen müßten. Aber nur sehr selten lassen sie sich zur Ausführung dieser Vorstellung fortreißen.

Die Pubertät bleibt der Wendepunkt für die Entwicklung des schlummernden Verbrechens für die ganze Lebenszeit. Die Vergehen der Flegeljahre sind ja meist nur geringfügiger Natur und gipfeln in der Regel nur in der Übertretung von Polizeiverordnungen, in der Verhöhnung von Autoritäten und in der Beleidigung von Stadtoriginalen und Geisteskranken. Gelegentlich kommt es auch zu Roheitsdelikten gegen schwächere Gespielen. Die Kraftproben an den Gegenständen der Umgebung arten nur zu leicht in der Verwüstung fremden Eigentums aus. Obstdiebstähle, Wald- und Bahnfrevel werden in diesen Jahren ohne Gewissensbisse verübt.

Auf der Höhe der Pubertät treten erblich belastete Kinder ihr elterliches Erbteil an. Die mit der krankhaften Anlage verbundene Neigung zu verbrecherischen Handlungen wird zur Tat. Bei Mädchen, bei denen sich jetzt auch die vorübergehende moralische Entartung einstellen kann, steigert sich die Neigung zur Lüge, die zur Verleumdung ausartet. Die von ihnen gelegentlich verübten Diebstähle stellen oft die Erfüllung von plötzlich aufsteigenden Gelüsten dar, die wir sonst wohl bei hysterischen beobachten. Die psychischen Verstimmungen der Pubertät entladen sich, gewöhnlich unter der Maske des Heimwehs, in Vagabondage, in Brandstiftungen, ja sogar in Mordtaten.

Gleichzeitig setzt auch das Jugendirresein ein, das sich so oft durch Roheit und Ungeschliffenheit, durch törichte Handlungen jeder Art und vor allem durch einen zügellosen Betätigungstrieb auszeichnet. Gerne verfallen die Hebephrenischen einem ziellosen Herumtreiben, und die Straftaten des Wanderbettels, Diebstahl, Fälschung der Personalpapiere und Führung eines falschen Namens, werden in der albernen und unbekümmerten Weise ausgeübt, die diese Krankheit auszeichnet. Die schweren Erregungszustände des menstruellen Irreseins zeitigen manchmal zügellose Gewalttaten.

Der Geschlechtstrieb, der sich jetzt in der drängendsten Weise bemerkbar macht, zieht in dieser Zeit die verbrecherischen Triebe in seine Bahnen. Es kommt zur Onanie mit Altersgenossen, zu den läppischen Verletzungen der öffentlichen Sitten, zu geschlechtlichen Gewalttaten an kleinen Mädchen, zum Zopfabschneiden, zur Beschädigung der Kleider durch Messerstiche oder Begießen mit ätzenden Substanzen. Selbst über Fälle von Notzucht und gewaltsam vorgenommener Päderastie wird berichtet.

Alle übrigen geistigen Störungen treten ganz zurück hinter der kriminellen Betätigung des angeborenen Schwachsinns. Unter den jugendlichen Verbrechern finden wir alle Schattierungen des Schwachsinns von den leichtesten Graden der Debilität bis zu den schwersten Formen der Idiotie.

Die Intelligenzschwäche verwehrt ihnen die Erkenntnis der Strafbarkeit der Handlungen. Die Heranbildung zur moralischen Reife ist bei ihnen nur in beschränktem Maße zu erreichen. Die angequälten ethischen Gefühle, die diese Schwachsinnigen die 10 Gebote tadellos herunterleiern läßt, versagen nur zu leicht, wenn sie einmal ernstlich auf die Probe gestellt werden. Aus einer schwierigen Lage finden sie nicht den Ausweg. Leichter erliegen sie der Verführung. Die Triebe haben bei ihnen oft eine gewaltige Stärke und drängen sie zu unüberlegten und verbrecherischen Handlungen.

Da die Umgebung bei ihnen die ethische und moralische Verkümmerung gerade so übersieht wie die Intelligenzschwäche und in ihnen nur das schlechte verdorbene Kind sieht, läßt es sie die volle Strenge der Erziehung spüren. Dadurch wird der schlummernde Trotz wachgerufen. Der Widerstand gegen die unverstandenen Lehren und Gebote beginnt sich zu regen. Die Reizbarkeit der Schwachsinnigen mündet dann in planmäßigen Racheakten aus. So stellen die Jugendjahre der Schwachsinnigen oft eine Musterkarte aller möglichen Delikte dar.

In der allererſten Zeit zerreißt das schwachsinnige Kind die Kleider und zertrümmert seine Spielsachen. Später läuft es von Hause fort und liegt auf der Landstraße. Das fehlende Geld verschafft es sich durch Betteln. Dann setzt der Diebstahl in der verschiedensten Form ein. Das schwachsinnige Kind bestiehlt zuerst Eltern und Geschwister, vergreift sich am Eigentum seiner Schulkameraden und leugnet den Diebstahl in frecher Weise, auch wenn es unwiderleglich überführt wird. Bald geht es zu Feld= und Gartendiebstählen über. Die Ladendiebstähle setzen ein. Die jugendlichen Schwachsinnigen werden als Mitglieder größerer Diebesbanden um so gefährlicher, als sie meist ganz harmlos er= scheinen. Die schlechten Instinkte des Schwachsinnigen machen sich in Tierquälerei, in Mißhandlung wehrloser Gespielen Luft, kurzum in allen solchen Handlungen, bei denen der Täter keinen großen Widerstand zu befürchten hat. Die für das kindliche Alter sonst schon belangreichen, wenn auch an und für sich oft ganz un= erheblichen Beweggründe haben für den Schwachsinnigen eine ganz besonders schwere Bedeutung und führen oft zu den schwer= sten Akten: aus Rache werden Brandstiftungen verübt, der Zorn löst schwere Gewalttaten aus.

In der Zeit der Geschlechtsreife sind die Schwachsinnigen, da meist der Geschlechtstrieb bei ihnen sehr stark ausgeprägt ist, ge= radezu vorausbestimmt für geschlechtliche Vergehen jeder Art, zu denen sie auch die erotische Lektüre treibt. Die eigenen Geschwister werden nicht verschont, es kommt zu blutschänderischen Akten. Die weiblichen Schwachsinnigen werden leicht der Prosti= tution in die Arme geworfen. Zu den jüngsten Insassinnen der Bordelle stellt der Schwachsinn den Löwenanteil. Auch bei ihnen kommt es zur Verdächtigung unschuldiger Männer wegen angeb= licher unzüchtiger Handlungen.

Schlechte Lektüre hat Fortlaufen und Vagabondage zur Folge. Räuber= und Ritterromane geben den Ausgangspunkt für Dieb= stähle, Gewalttaten, Bandenbildung.

Moralischer Schwachsinn. Treten die Ausfallserscheinungen auf dem Verstandesgebiet zurück, um den ethischen und moralischen Entartungssymptomen das Feld zu räumen, so hat der moralische Schwachsinn (moral insanity) das Wort, der gleichbedeutend mit dem **geborenen Verbrechertum** Lombrosos ist. Tatsächlich handelt es sich nur um eine Erscheinung der Psychopathie, aller= dings auch um ihre unerfreulichste und für die Allgemeinheit ver= hängnisvollste. Wird ihm Bewegungsfreiheit gegönnt, so verfällt er unweigerlich dem Verbrechen. Er ist die Qual der Erzieher, der Irrenärzte und vor allem auch der Richter.

Die Stellung dieser geistigen Abweichung dem Gesetze und der ausgesprochenen Geisteskrankheit gegenüber schwankt, weil die

IX. Die kindlichen Verbrecher

Grenzen zwischen geistiger Gesundheit und Krankheit sich nicht mit Sicherheit ziehen lassen. Sie werden von den rechtsprechenden und strafvollziehenden Gewalten mit um so größerem Mißtrauen aufgenommen, als man früher in übertriebener Sentimentalität Personen der rechtlichen Vorteile der Krankheit teilhaftig werden ließ, denen die Entschuldigung mit geistiger Krankheit kaum zukam.

Und doch stellen sie einen ganz bestimmten Krankheitsbegriff dar. Die schwerste erbliche Belastung bringen sie mit auf die Welt. In der Zeit, in der sie noch nicht von einer schlechten Umgebung beeinflußt sein können, heben sie sich durch befremdende Abweichungen von ihren Altersgenossen ab. Schon früh neigen sie zu allen möglichen Gesetzesüberschreitungen. Alle Vorhaltungen, alle Ermahnungen sind umsonst, alle Strafen prallen wirkungslos von ihnen ab, jede Erziehung versagt. Verständnis für Recht und Unrecht ist nicht vorhanden. Jede Reue schweigt, da dem Kind das Bewußtsein dafür fehlt, etwas Böses getan zu haben.

Die geistigen Schwächesymptome, die die Taten des Imbezillen entschuldigen, werden vermißt. Die strafbaren Handlungen machen auf den oberflächlichen Beobachter sogar einen zielbewußten und raffinierten Eindruck. Bei näherer Betrachtung findet man allerdings, daß der Mangel aller sittlichen Regungen nicht die einzige krankhafte Erscheinung ist, wenn sie auch dem Gesamtbild seine kennzeichnende Färbung verleiht. Einer schärferen Prüfung hält ihre geistige Leistungsfähigkeit meist doch nicht stand. Mögen sie auch in der Schule ganz gut fortkommen, mögen sie ihre Taten auch mit anscheinender Umsicht und Besonnenheit ausführen, einer schärferen Prüfung hält ihre Leistungsfähigkeit nicht stand. Die anscheinend glänzenden Denkvorgänge sind oberflächlich, ihr Handeln läßt die innere Begründung vermissen. Es fehlt die Umsicht, und eine gewisse Planlosigkeit steht oft im seltsamsten Gegensatz zu ihrem anscheinend zielbewußten Auftreten. Trotz ihrer unerträglichen Selbstsucht stehen sie sich häufig selbst im Licht, und ihre eigenen Interessen wissen sie auf die Dauer nicht zu wahren.

Dazu gesellen sich manche Sonderbarkeiten, vereinzelte Zwangsvorstellungen, ein unbegründeter Stimmungswechsel, ein ver-

Moralischer Schwachsinn

schlossenes, abstoßendes Wesen. Jede Anhänglichkeit an Eltern und Geschwister fehlt. Über allem schwebt ein ungeheures Selbstbewußtsein, das in ihren Leistungen keine Begründung findet. Nebenher verlaufen noch einzelne nervöse Krankheitserscheinungen.

So kann man ruhig diese einseitige Entwicklung des Verstandes bei der mangelhaften Ausbildung des Gefühllebens als Krankheitsbild auffassen, wenn man seine Tragweite in den richtigen Grenzen hält.

Die Delikte dieses Ausschusses der jugendlichen Verbrecher durchlaufen die ganze Stufenleiter des Verbrechens. Die Lust an den Qualen anderer Geschöpfe, die sich sogar zu Mordgedanken verdichten kann, Eigentumsvergehen aller Art, Diebstahl, Betrug, Unterschlagung sind bei ihnen an der Tagesordnung. Da die geschlechtliche Reife bei ihnen sehr früh eintritt, gelangen Sittlichkeitsvergehen vorzeitig und rücksichtslos zur Ausführung.

Gelangen sie in die Fürsorgeerziehung, so setzen sie oft dem Zwang der Anstaltserziehung nicht den Widerstand entgegen, den man gerade bei ihnen erwarten sollte. Sie können sich oft sehr gut zusammennehmen, wenn sie wollen, und ihre Willenskraft genügt vollkommen, um aalglatt den Schlingen der Hausordnung aus dem Wege zu gehen, in denen sich ihre an Geist schwächeren Kameraden verfangen. Meist sind sie, sie mögen sein, wo sie wollen, recht ungern gesehene Gäste, und so hat man für sie besondere Anstalten schaffen müssen, in denen man der Eigenart ihres Geistes Genüge leisten kann.

Die Aussicht auf Besserung ist bei ihnen sehr gering, wenn man sie auch nie aufgeben darf, und auch bei Kindern, an deren sittlicher Wiedergesundung man längstens verzweifelt hatte, manchmal noch eine Besserung erlebt.

Nun hat die italienische Schule gelehrt, daß die Erkenntnis dieser Zustände durch bestimmte körperliche Abweichungen, vor allem durch die Entartungszeichen: gewisse Schädelverbildungen, körperliche Mißbildungen, nervöse Erscheinungen, Linkshändigkeit, Tätowierungen, insbesondere auch durch die bekannte Verbrecherphysiognomie auch äußerlich gekennzeichnet werde. Gewiß findet man diese Abweichungen bei dem kindlichen kriminellen Material in den verschiedensten Verkörperungen. Aber es sind das auch gleichzeitig die körperlichen Erscheinungen der angeborenen geistigen Störungen und Entwicklungshemmungen. Wir finden alle diese Erscheinungen in ihrer gröbsten Verkörperung auch bei Kindern, die nicht die geringste Neigung zu einer verbrecherischen Betätigung haben. Andererseits zeichnen sich manche Vertreter der sittlichen Minderwertigkeit durch eine beneidenswerte körperliche Wohlgestalt aus. Das Bestehen dieser körperlichen Abweichungen beweist eben nur, daß wir uns in solchen Fällen der Untersuchung des Geisteszustandes nicht entziehen dürfen. Die übereinstimmenden psychiatrischen Untersuchungen haben ergeben, daß sich in allen Anstalten, in denen sich die kindlichen und jugendlichen Gesetzübertreter zusammendrängen, eine außerordentlich große Menge von geistig Minderwertigen nachweisen läßt, auch wenn man einen sehr milden Maßstab anlegt. Von den ungünstigen Einflüssen, die von außen an die Person herantreten, und durch die, neben der Veranlagung und neben der äußeren Veranlassung, das Verbrechen ins Leben gerufen wird, werden die jugendlichen Minderwertigen in ganz anderem Maße betroffen wie ihre normalen Altersgenossen. Abgesehen davon, daß sie mehr von den ungünstigen Einwirkungen einer moralisch verkommenen Umgebung betroffen und in das Verbrechen hineingetrieben werden, daß ihnen die Strafbarkeit des Verbrechens leichter verschleiert bleibt, daß sie äußeren schädlichen Einwirkungen keinen sittlich starken Charakter entgegenzusetzen imstande sind, kehren viele Einflüsse, denen die Schuld an der Entstehung der geistigen Störungen zugeschrieben werden muß, unter den schädlichen Folgewirkungen des Milieus wieder.

Bei erblicher Belastung ist das Familienleben zerrüttet, die Vermögensverhältnisse sind ungünstig, von einer einheitlichen und zweckmäßigen Erziehung ist keine Rede. Besonders schädlich ist der Einfluß alkoholistisch entarteter Eltern. Neben allen anderen schädlichen Einwirkungen, auch wegen der Mißhandlungen, denen ihre Nachkommen ausgesetzt sind, und durch die sie nicht nur seelisch geschädigt, sondern auch geradezu in eine asoziale Auffassung hineingetrieben werden können. Wie die schwache Willenskraft eines nicht normalen Kindes leidet, wenn es in einer verbrecherischen Umgebung aufwächst, liegt auf der Hand.

Ob die Neigung zu gesetzwidrigen Handlungen als solche ver-

Der geborene Verbrecher

erbt werden kann, mag dahingestellt bleiben. Die Macht des Beispiels und die Art der Erziehung tun allein schon dieselben übeln Dienste. Das gilt auch von den schädlichen Einflüssen der unehelichen Geburt. In den unbekannten Vätern mag oft manches Stück von Verbrechertum und geistiger Minderwertigkeit stecken. Dazu kommt die trübe Stellung, die so vielen Unehelichen beschieden ist. Bei anderen Kindern sind dafür ausschlaggebend die kümmerliche soziale Lage, der vorzeitige Tod der Eltern, das Fehlen der Erziehung, die falsche Behandlung im Elternhause, die sie auf die Straße treibt und zum Verbrechen aufreizt. Geraten die Kinder an den Wanderbettel, dann vollendet dieser schnell das Werk der Verwahrlosung, da die Erziehung ganz ausfällt, da sie mit unlauteren Elementen in Berührung kommen und ihre Willensschwäche durch die Unregelmäßigkeit des zerrissenen Lebenswandels noch mehr geschädigt wird. Körperliche Krankheiten setzen die Widerstandsfähigkeit gegen äußere Einflüsse herab und rufen die verbitterte Grämlichkeit hervor, die sie von ihren Altersgenossen absondert und dem Verbrechen zutreibt.

Die Verbrechen, die sich aus dem Zusammenarbeiten von minderwertiger Veranlagung und dem ungünstigen Milieu entwickeln, weichen in mancher Beziehung von denen erwachsener Verbrecher ab. Das geringe Maß körperlicher Kräfte schließt viele Gesetzesübertretungen, die eine ausgiebigere Muskelanstrengung voraussetzen, ebenso aus, wie die Einengung des Wirkungskreises, die Beschränkung in der Wahl ihrer Mittel, vor allem das Fehlen erheblicher Geldsummen ihrem verbrecherischen Wirken Schranken setzt. Für manche Gebiete fehlen ihnen Verständnis und Interesse. So scheiden für sie die politischen Verbrechen mit Ausnahme der Teilnahme an Straßenaufläufen und Putschen aus, während bei Revolutionen und ähnlichen Ereignissen die halbwüchsige Jugend mit besonderer Vorliebe ihre minderwertigen Vertreter stellt.

In manchen Fällen (Meineid, Falscheid) tragen die Gesetze vorbeugend der natürlichen Minderwertigkeit des Kindes Rechnung. Dazu kommen dann noch die gesetzlichen Bestimmungen, daß sie bis zum 12. Lebensjahre überhaupt nicht und bis zum 18. Lebensjahr nur dann verurteilt werden können, wenn sie die

IX. Die kindlichen Verbrecher

zur Erkennung der Strafbarkeit erforderliche Einsicht besessen haben. Für die meisten jugendlichen Minderwertigen muß diese Frage von vornherein verneint werden. Wahrscheinlich wird das Schutzalter weiter heraufgesetzt werden müssen, so daß mindestens bis zum 16. Lebensjahr keine Bestrafung erfolgen darf.

Art von kindlichen Verbrechen. Die Ausführung der kindlichen Verbrechen hat im allgemeinen etwas Einförmiges. Die Unübersichtlichkeit der Beweggründe, die planlose Vorbereitung und die wenig systematische Art der Durchführung, die Kümmerlichkeit der Mittel, die unzulänglichen Versuche, das Verbrechen zu verdecken, sind ihnen gemeinsam. Die ungenügende Ausnutzung des Gewonnenen läßt nicht selten die Minderwertigkeit des jugendlichen Täters deutlich erkennen. Damit soll allerdings nicht gesagt sein, daß nicht in manchen Fällen, zu denen besonders das moralische Irresein seine Vertreter stellt, sich ein ganz beträchtliches Maß von Schlauheit und Durchtriebenheit aussprechen kann. Hier drängt sich die einseitige Begabung durch, die Richter und Erzieher sich nur schwer zu den Gedanken durchringen läßt, daß sie es mit einem kranken Wesen zu tun haben sollen.

Ein großer Teil der von jugendlichen Tätern begangenen Gesetzesübertretungen ist, auch wenn man ganz von allen statistischen Nachforschungen absieht, auf Rechnung der geistigen Minderwertigkeit zu setzen. Die Delikte, die hier in Frage kommen, sind recht mannigfaltig. Ein Verbrechen, das ganz ausfiele, gibt es wohl kaum. Verbrechen, die im wesentlichen lediglich dem kindlichen und jugendlichen Alter und insbesondere dessen minderwertigen Vertretern zukämen, gibt es nicht.

Selbstverständlich ist mit der Feststellung der Krankhaftigkeit der jugendlichen Delinquenten durchaus nicht gesagt, daß sie nun deshalb immer unzurechnungsfähig sein sollten. Das festzustellen bedarf meist langwieriger Untersuchungen. Auch wenn man der Krankheit noch so weit Rechnung trägt, muß der größte Teil der jugendlichen Delinquenten es sich gefallen lassen, als normal zu gelten und dementsprechend behandelt und bestraft zu werden, natürlich entsprechend dem Alter, in dem sie stehen, und unter Berücksichtigung der geistigen Unzulänglichkeit, die sehr oft eine große Milde in der Beurteilung erheischt.

X. Behandlung.

Vorbeugung. Für die Behandlung der verschiedensten Formen der geistigen Abweichungen des Kindesalters gelten oft dieselben Grundsätze. Stammen jene ja doch oft aus derselben Quelle. So sollte die Bekämpfung des Übels in erster Linie auch bei denen einsetzen, die durch die Übertragung der erblichen Belastung jenen den Keim der Entartung mit auf den Lebensweg gegeben haben. Das setzt die einschneidendsten Maßnahmen voraus, von der auch Personen betroffen werden können, die diese Entartung nie ihren Nachkommen hinterlassen. Man kann sich auch nicht damit trösten, daß die Entartung mit der Zeit eine solche Zuspitzung erfährt, daß schließlich Zeugungsunfähigkeit eintritt. Das dauert viele Generationen lang, und mittlerweile kann die Belastung schon in ungezählten Fällen ihre Opfer gefordert haben. Eher kämen schon Heiratsverbote für Personen in Betracht, von denen man annimmt, daß sie nach ihrer Veranlagung ihre Nachkommen schädigen müssen. Abgesehen davon, daß es uns hier an einem unanfechtbaren Maßstab fehlt, können alle die, die durch ein solches Verbot von der Heirat ausgeschlossen werden, unehelichen Nachkommen die gleiche böse Erbschaft, noch dazu mit den Schäden der unehelichen Geburt vereinigt, hinterlassen.

Sicherer wäre es, wenn sich jeder Ehekandidat vor dem Eintritt in die Ehe ärztlich untersuchen ließe, wobei nur leider gerade das Psychische wahrscheinlich und vor allem die Grenzfälle ganz sicher zu kurz kommen würden. Den gleichen Bedenken unterliegt der Vorschlag, daß jeder junge Mann von den Schwiegereltern verpflichtet würde, sich in eine Lebensversicherung einzukaufen. Daß die erbliche Belastung auch von der Mutter ausgehen kann, ist dabei gar nicht berücksichtigt.

Solange bis weit in die Kreise der Gebildeten hinein der Aberglaube besteht, daß manche Minderwertige (Hysterische, Neurastheniker) durch eine Heirat wieder gesund werden können, wird gerade der Teil dieser minderwertigen Naturen auf die Ehe losgelassen, der am meisten Aussicht hat, seinen Nachkommen eine schwere erbliche Belastung zu hinterlassen.

Vielversprechender ist der Kampf gegen den Alkoholis=

X. Behandlung

mus. Auch bei der **Syphilis** muß die Vorbeugung bei den Eltern einsetzen, da sie bei den ererbten Formen der Syphilis meist zu spät kommt. Einer planmäßigen Bekämpfung sind hier noch manche Erfolge beschieden.

Sonst aber muß man darüber klar sein, daß alles, was die **soziale Stellung der Eltern** hebt und ihre körperliche Beschaffenheit verbessert, der körperlichen Leistungsfähigkeit und meist gleichzeitig damit auch der geistigen der Kinder zugute kommt. Das umfaßt eine Fülle von Maßnahmen, deren Durchführung in der heutigen Zeit kaum erreichbar scheint. Und doch wird dadurch mehr erreicht, als wenn man dem erkrankten Gehirn erst **nach der Geburt** zur Hilfe kommt.

Ist dann die **Syphilis** noch nachweisbar, so muß sie frühzeitig und kräftig bekämpft werden.

Geringe Erfolge sind davon zu erwarten, bei vorzeitiger Verknöcherung der Schädelnähte und bei Mikrokephalie durch **operative** Entfernung von Stücken aus dem knöchernen Schädel dem Gehirn Gelegenheit zur Entwicklung zu geben. Denn dies ist ja eben zuerst erkrankt. So hat man auch beim **Wasserkopf** durch Anstechen des Gehirns das Wasser zu entfernen gesucht. Auch hier bleibt die Ursache, die chronische Hirnhautentzündung, bestehen. Größere Erfolge erzielt man bei manchen Formen der **Epilepsie**. Wenn halbseitige Krämpfe einen Fingerzeig geben, wo die erkrankte Stelle im Gehirn sitzt, kann man die Schädelhöhle eröffnen und jene entfernen. Auch wenn bei Verletzungen ein Knochensplitter in das Gehirn gedrungen ist, oder ein Stück des eingebrochenen Schädels auf das Gehirn drückt, wenn ein starker Bluterguß auf der Hirnrinde lastet, ist dem Messer des Operateurs der Weg vorgezeichnet. Auch die Anlegung einer Knochenlücke im Schädel kann als Ventil zur Entlastung dienen, wenn man hierbei auch nicht in allen Fällen zu einem Erfolg kommt.

In ihrer Grundursache kann der **kretinistische** und **myxödematöse** Schwachsinn durch die Verabreichung von Schilddrüsenpräparaten bekämpft werden. In Österreich, wo diese Kur auf Staatskosten durchgeführt wird, hat man leichte und nichtveraltete Fälle geheilt und schwere Formen wesentlich gebessert.

Operative Eingriffe. Körperliche Behandlung

Körperliche Behandlung. Rechtzeitig muß die Behandlung der englischen Krankheit in Angriff genommen werden. Gerade jetzt, wo die Unterernährung sogar bei Erwachsenen gelegentlich Erkrankungen des Knochensystems nach sich zieht, die vollkommen denen der Rachitis entsprechen, ist diese Behandlung erst recht erforderlich. Hier kommt vor allem eine rechtzeitige **Regelung der Diät** in Frage.

Wichtig ist diese überhaupt in den ersten Lebensjahren. Vor einer zu eiweißhaltigen Kost muß gerade bei schwachsinnigen Kindern besonders gewarnt werden. Bei Epileptischen können Verdauungsstörungen, vor allem Stuhlverstopfung, die Zahl der Anfälle vermehren. Bedeutungsvoll ist auch die Diätregelung bei nervösen und hysterischen Kindern mit ihrer oft so ausgeprägten Nahrungsscheu. Manchmal hebt sich der Appetit, wenn man die Kinder sich vor den Hauptmahlzeiten eine halbe Stunde auf das Bett legen läßt. Oder man gibt ihnen fünf- bis sechsmal am Tag eine kleine Mahlzeit. Bei diesen kommt auch die **Regelung des Schlafes** besonders in Betracht. Hier wird am meisten deshalb gesündigt, weil die Zeit, die ein Kind zum Schlafe braucht, in der Regel zu kurz bemessen wird. 6—8jährige Kinder brauchen 12, 10jährige 11, 12—14jährige 10, 14—16jährige 9 Stunden Schlaf. Bei nervösen Kindern geht man darüber am besten noch heraus. Vor allem läßt man sie nach dem Mittagessen eine Stunde schlafen oder doch wenigstens auf dem Bette liegen. Man muß alles aus dem Wege räumen, was sie geistig erregen könnte, unpassende Lektüre, geistige Überanstrengung, Aufregungen jeder Art. Die kleinen suggestiven Mittel (Setzen ans Bett, Streicheln der Hand, Reiben der Stirn) sind zu meiden, da sich die Kinder sehr schnell daran gewöhnen und nicht mehr davon lassen können. Bei geräuschempfindlichen Kindern kann man die Ohren mit Watte verstopfen, die mit Vaseline eingefettet ist. Das Lager muß selbstverständlich bequem, nicht zu hart und nicht zu weich sein. Dringend erforderlich ist die strengste Gewöhnung an eine bestimmte Zeit, in der zu Bett gegangen werden muß. In schweren Fällen läßt man abends ein Vollbad nehmen.

Abhärtung. Dazu kommt dann die Abhärtung, allerdings in vernünftigem Maße, die mit sorgfältiger Hautpflege beginnt, eine vernünftige Kleidung umfaßt und zu sorgfältig geregelten

Leibesübungen übergeht. Vor einer unverständigen Anwendung der Kaltwasserkuren muß auf das dringendste gewarnt werden. Nur dann darf man mit diesen anstrengenden Maßnahmen vorgehen, wenn sich dabei der Körper warm anfühlt. Auch bei Licht-, Luft- und Sonnenbädern muß jede Übertreioung vermieden werden.

Liegekur. Gegen Überreizung und Übermüdung nervöser Kinder bleibt Ruhe das beste Mittel. Hier kommt vor allem die Liegekur in Betracht, bei der die Kinder stunden- oder tagelang auf einem bequemen Liegestuhl im Freien oder doch wenigstens im Zimmer bei geöffneten Fenstern zubringen. Daß hierbei auch Bücher gelesen und Schularbeiten erledigt werden können, kann diese Kur unter günstigen Umständen auch ohne Störung des Unterrichts durchgeführt werden. Bei stärkerer Erregbarkeit, wenn es sogar zu Erregungszuständen kommt, ist Bettruhe erforderlich, die auch sonst in Fällen einer stärkeren Erregung und als Erziehungsmittel bei Kindern angebracht ist, bei denen man aus physischen Gründen von einer Bestrafung absehen muß. Das gilt vor allem auch für den Anstaltsbetrieb, wobei man die Kinder auf Wachabteilungen unterbringen kann und so die unerwünschte Nebenerscheinung, die Onanie, zu verhüten vermag.

Beschäftigungstherapie. Vorsichtig muß man auch mit einer sehr wichtigen Form der Behandlung der Nervosität oder verwandter Zustände sein, mit der Arbeit. Ohne gründliche Würdigung des Gesamtzustandes darf die sonst so ausgezeichnete Beschäftigungstherapie nicht verordnet werden. Man muß eine Beschäftigung aussuchen, für die der Kranke Interesse hat oder dessen Teilnahme dafür erwecken. Man muß dem Kind die Wichtigkeit der Arbeit klarmachen und, wenn es möglich ist, dahinter den Ansporn des Wettbewerbs setzen.

Spiel. Eine ähnliche Bedeutung haben Spiel, Leibesübungen und Sport. Das Spiel in der freien Luft bleibt für Kinder oft das gegebene Heilmittel, bei dem Gewandtheit und körperliche Kraft geweckt, die Geistesgegenwart gestählt und das Hervortreten eines bestimmten Zieles die Gemeinschaftlichkeit der Interessen erkennen läßt. Das sonst so wertvolle Turnen ist für manche minderwertigen Naturen bedenklich, weil es stets einen Zwang ausübt, sie länger an dieselbe Stelle fesselt und leicht den

Widerspruchsgeist hervorruft. Spaziergängen ohne bestimmtes Ziel haftet der Nachteil der Langweiligkeit an. Wird dagegen der Sport in verständigen Grenzen gehalten, so kann er eine Stählung der Willenskraft anbahnen, vorausgesetzt, daß die körperliche Beschaffenheit normal ist. Überanstrengungen sind unter allen Umständen zu vermeiden. Besonders die nervösen Kinder müssen stets unter den Augen des Erziehers bleiben.

Behandlung der Einzelsymptome. Zu der allgemeinen Körperpflege kommt die Bekämpfung einzelner Krankheitserscheinungen.

In der operativen Behandlung von Lähmungen, Gelenkversteifungen, Wirbelsäulenverkrümmungen, und des Spitz- und Klumpfußes wird jetzt Ausgezeichnetes geleistet. Von ganz besonderer Bedeutung ist dabei die Nachbehandlung durch Elektrisieren, Massage, Übungstherapie und Heilgymnastik. Allerdings stellen diese gerade bei schwachbegabten Kindern an Geduld, Ausdauer und vor allem an das Verständnis der kleinen Kranken meist sehr große Anforderungen, und so sollte man geistig sehr tiefstehende Kinder mit solchen eingreifenden Operationen und einer so langwierigen Nachbehandlung verschonen. Viele rachitische Verbiegungen lassen sich durch Bandagen und Stützapparate zum Ausgleich bringen. Leichtere Muskelstörungen und Tiks werden durch Turnunterricht und Heilgymnastik beseitigt. Gegen körperliches Ungeschick, Mitbewegungen usw. kämpft man durch eine Muskelübungstherapie an. Da diese Übungen auch in geistiger Beziehung ziemlich anstrengend sind, kommt man hierbei ohne reichliche Ruhepausen und die nötige Abwechslung nicht weiter. Zu diesem Zweck hat Demoor das eurhythmische Turnen eingeführt. Die Kinder führen dabei nach den Klängen einer leichten rhythmischen Musik zusammenhängende Bewegungen aus, und zwar gibt es für jede Art von Muskelzusammenarbeiten ein bestimmtes Musikstück. Fröbelarbeiten und Handfertigkeitsunterricht bilden gleichfalls die Muskelgewandtheit aus und regen gleichzeitig geistig an. Um die Tiks zu unterdrücken, werden die Kinder in besonders dafür angesetzten Stunden dazu angehalten, die zwecklosen Bewegungen zu unterdrücken. Sie müssen täglich eine bestimmte Zeit die allzu erregbaren Muskeln ruhig halten, wobei man mit der Uhr in der Hand diese Zeit von Tag zu Tag anwachsen läßt. Oder sie müssen Bewegungen machen, die der angewöhnten geradezu entgegengesetzt sind. Gleichzeitig muß der ganze Körper durch methodische Übungen gestählt werden. Mit Belehrungen, Strafen und Beschämungsversuchen kommt man hier nicht weiter. Manchmal ist dagegen mit der Hypnose viel zu erreichen. Oder man suggeriert bei einer Scheinbehandlung (Elektrisieren) dem Kinde, es werde dadurch die gewünschte Wirkung erzielt werden.

Bei der Behandlung der epileptischen Anfälle muß man sich vor den zahlreichen Geheimmitteln hüten, die noch immer dagegen angepriesen und noch immer sehr oft gläubig genommen werden, wie auch die Sympathiekuren und Besprechungen zu keinem Ergebnis führen. Dem Bettnässen der Epileptiker steht man gleichfalls ziemlich machtlos gegenüber, wie überhaupt gegen dieses Kreuz der Anstalten nicht sehr viel zu machen ist. Vor allem muß abends eine trockene Kost gegeben werden. Das häufige Wecken nachts ist nur in einer Anstalt möglich, in der eine Wachabteilung eingerichtet werden kann, und ist zudem ziemlich angreifend für die Kinder, deren Schlaf sowieso schon häufig gestört wird. Arzneimittel (Strychnintropfen, Urotropin) richten nur selten etwas aus. Auch das alte Hausmittel — Binden einer Bürste auf den Rücken mit den Haaren gegen die Haut, um das Liegen auf dem Rücken zu verhindern — versagt meistens.

Manchmal führen Hypnose oder eine suggestive Behandlung zum Ziel. Allerdings muß man mit der Anwendung der Hypnose bei Kindern außerordentlich vorsichtig sein. In jedem Einzelfalle muß das Für und Wider gründlich überlegt werden. Nie darf die Ausführung durch Laien geschehen. Elektrisieren der Blasengegend hilft nur vorübergehend. Daß Züchtigungen nicht zum Ziel führen, ist bei der Natur des Leidens leicht zu verstehen. Oft muß man damit zufrieden sein, daß das Leiden mit der Zeit verschwindet.

Bei der sehr wichtigen Behandlung der Störungen der Sinnesorgane ist in erster Linie zu erwähnen die Beseitigung der skrofulösen Augenentzündungen und der Ausgleich der Sehstörungen, Kurz- und Weitsichtigkeit und des Astigmatismus durch Brillen. Die Bekämpfung der Schwerhörigkeit durch die Heilung der häufigen Mittelohrkatarrhe muß rechtzeitig angestrebt werden. Auf die großen Erfolge der Taubstummenanstalten braucht nicht besonders hingewiesen zu werden.

Bei dem ungünstigen Einfluß der Wucherungen im Nasen=
rachenraum auf das Gehör und die allgemeine geistige Fort=
bildung ist es selbstverständlich, daß die einfache Operation,
die das Übel beseitigt, so bald wie möglich vorgenommen wird.
Ebenso bedeutungsvoll für die geistige Entwicklung ist die Behand=
lung der Sprachgebrechen.

Verstandes= und Gemütsbildung. Wenn die Verstandesbildung
gefördert werden, wenn Gemüt und Willen ihr Recht zukommen
soll, dann fragt es sich zunächst, ob Erziehung und Behandlung
in der eigenen Familie vorgenommen werden sollen. Das
scheint an und für sich das Natürliche zu sein. Aber wenn man
schon ganz davon absieht, wieviele Erziehungssünden an normalen
Kindern die eigene Familie belasten, — psychopathische und min=
derwertige Kinder kommen hier noch viel weniger zu ihrem
Recht. Schon deshalb nicht, weil die krankhaften Erscheinungen
so oft nicht als solche erkannt werden. Vieles wird hier als
schlechte Angewohnheit, als Unart, Ungeschick, als böser Wille
und im besten Falle als die so beliebte normale Dummheit auf=
gefaßt. Dementsprechend fällt auch die Behandlung aus, und
wenn wir von wüsten Kinderquälereien lesen, dann sieht man
meist die Armen im Geist den Mißhandlungen der Eltern ver=
fallen, die ihnen selbst die geistige Unzulänglichkeit vererbt
hatten.

Die geistige Rückständigkeit der Eltern verwehrt es ihnen meist,
den Zustand ihrer Nachkommen zu durchschauen und erst recht, ihn
zweckmäßig zu bekämpfen und überhaupt erfolgreich erzieherisch
tätig zu sein. Ebensooft verfallen sie in eine unvernünftige Liebe
und Nachsicht, die nicht daran denkt, aus dem verkrüppelten Geist
alles herauszuheben, was darin steckt, und der Erziehung so weit
die Zügel schließen zu lassen, daß zuletzt alle schlechten Charakter=
eigenschaften schrankenlos emporwuchern. Das schlechte Beispiel
läßt sie ganz in der mangelhaften Charakterbildung versinken.

Aber auch sonst ist es eine alte Erfahrung, daß die kranken
Kinder oft in der Erziehung ganz andere Fortschritte machen,
wenn sie aus der gewohnten Umgebung hinaus in neue Ver=
hältnisse kommen und Personen gegenüberstehen, vor denen sie
einen unbedingten Respekt haben.

Das gelingt manchmal schon durch die Unterbringung in frem=

den Familien. Allerdings ist die Zahl solcher Familien, die diese schwere Aufgabe nicht lediglich des Gelderwerbes willen ausüben wollen, sehr klein.

Psychopathenbehandlung. Das erstrebte Ziel wird für die Schwachsinnigen nicht immer und noch viel seltener für die Psychopathen erreicht. Diese bleiben auf den öffentlichen Schulen. Kommen sie hier selbst schon nicht zu ihrem Recht, so verderben sie oft noch obendrein die ganze Umgebung.

Für die meisten jugendlichen Minderwertigen ist in erster Linie die Anstaltsbehandlung ins Auge zu fassen. In letzter Zeit hat man für sie eine Reihe von Heilpädagogien, Erziehungsheimen und Jugendsanatorien geschaffen, deren Zahl leider noch gering ist. Hier wird das ganze Leben dieser Kinder nach erzieherischen und ärztlichen Grundsätzen geregelt. Neben einer zielbewußten Körperpflege wird hier den Kindern ein theoretischer und praktischer Unterricht zuteil, und vor allem wird hier Gemüts- und Willensbildung geregelt. Manche dieser Anstalten stehen im Zusammenhang mit Heil- und Pflegeanstalten und haben so den Vorzug, daß die Kranken sofort in den ihnen zukommenden Bereich versetzt werden können, wenn sich bei ihnen ernstere psychische Störungen einstellen.

Für den Minderbegüterten fehlt es leider noch an solchen Anstalten. In die Irrenanstalten gehören die jugendlichen Psychopathen schon deshalb nicht herein, weil es dort an allen Schuleinrichtungen fehlt. In der Idiotenanstalt sind sie erst recht nicht am Platz. Sie ist sogar nicht immer für die leichteren Formen des Schwachsinns, die ja gleichfalls so leicht asozial werden, die richtige Stätte. So sind sie oft genug darauf angewiesen, als freiwillige Zöglinge in die Rettungshäuser und Erziehungsanstalten der Fürsorgeerziehung zu gehen. Man kann es den Eltern, die an und für sich die Notwendigkeit einer fremden und systematisch durchgeführten Erziehung anerkennen, nicht ohne weiteres übelnehmen, wenn sie ihren Kindern für die Zukunft nicht das Odium aufhängen wollen, das nun einmal der Aufenthalt in einer solchen Anstalt in den Augen der Menge mit sich bringt. Die Errichtung von Anstalten, die diesen Zwecken genügen, bildet eine wichtige Zukunftsaufgabe.

Schwachsinnigenbehandlung. Die Schwachsinnigen sind in dieser

Beziehung weit besser daran. Handelt es sich bei ihnen lediglich um Intelligenzausfälle, so kann man sie zunächst ruhig in der Familie belassen und es mit Privatunterricht versuchen, der aber im allgemeinen durch wirkliche Sachverständige — Hilfs= schul= oder Idiotenschullehrer — erteilt werden muß. Diese Einzel= ausbildung bleibt für den Lehrer wie für den Schüler sehr an= strengend, und vor allem fehlt diesem die nötige Anregung durch die Mitschüler.

So ist für die weitaus meisten Fälle unbedingt Hilfsschul= unterricht zu empfehlen. Förderhilfsklassen und planmäßig auf= gebaute Hilfsschulen stehen jetzt in den meisten Städten zur Ver= fügung. Anderen Schulen gegenüber haben sie den Vorzug, daß durch geeignete Methoden, vor allem durch eine Bevorzugung des Anschauungsunterrichts, ein dem schwachen Geiste erreichbares Ziel angestrebt wird. Der Schwachsinnige hat jetzt das belebende Gefühl, daß er nicht hinter den anderen zurückbleiben muß und wirklich etwas erreichen kann. Wenn er bis zu den obersten Schulklassen durchdringt, was ihm in den Normalschulen nie ge= lingt, hat er eine abgeschlossene, wenn auch beschränkte und hinter den Zielen der Normalschule zurückbleibende Ausbildung errungen.

Auch wenn man über die Notwendigkeit der Einheitsschule verschiedener Meinung sein kann, ist es bei diesen Kindern, um die sich alle das gleiche Band der Geistesschwäche schlingt, klar, daß für sie die gemeinsame Erziehung das einzig Richtige ist. Die Vorurteile, die bei den meisten Eltern, ja sogar bei manchen Leh= rern noch vorhanden sind, werden durch die ausgezeichneten Er= folge dieser Schulen sicher sehr bald überwunden werden.

Mittlere und höhere Grade von Schwachsinn gehören in die Idiotenanstalten, in denen ihnen nicht nur Pflege und Wartung, sondern auch neben Behandlung und Erziehung der entsprechende Unterricht zuteil wird.

Vor allem aber werden sie rechtzeitig in einer Beschäftigung ausgebildet, der sie gewachsen sind, in erster Linie in Landwirt= schaft und Gärtnerei. In größeren Anstalten vermögen sie zum größten Teil den Handwerks= und landwirtschaftlichen Betrieb zu leisten. Selbst bei tiefstehenden Schwachsinnigen können durch diese Erziehung zur Arbeit oft ausgezeichnete Erfolge erzielt werden.

Allerdings haftet der Anstaltserziehung immer etwas Schablonenhaftes an. Auch kann durch sie die Selbständigkeit nicht gefördert werden. Aber die Schwachsinnigen leben sich im Gegensatz zu dem allgemein verbreiteten Vorurteil der Eltern hier schnell ein und fühlen sich wohl. Daß sie durch den Umgang mit geistig Tiefstehenden leiden könnten, ist ein durch nichts begründeter Aberglaube, zumal sie immer so zusammengelegt werden, wie es ihrer Begabung entspricht. Sie suchen sich sowieso selbst die ihnen zusagende Gesellschaft aus und fühlen sich meist noch zu weiterem Streben angeregt, wenn sie sehen, daß andere es noch schlechter haben, wie sie selbst.

Daß Kinder mit schweren epileptischen Anfällen nicht in die gemeinsame Schule, sondern in entsprechende Anstalten hineingehören, ist schon gesagt worden.

In den Anstaltsschulen wird der Aufmerksamkeit und den Sinnen die gebührende Anleitung gegeben, die Anteilnahme geweckt, vor allem mit Hilfe der zahlreichen Methoden, die sich der Anschauung bedienen. Der Unterricht muß sachlich, anschaulich und für das ganze Leben zurechtgeschnitten sein. Der Werkunterricht soll die Anschauung lebendig machen. Durch die mannigfachsten Tätigkeitsübungen wird die Selbstbetätigung geweckt. Der Handfertigkeitsunterricht soll gleichzeitig die körperliche Gewandtheit ins Leben rufen.

Bei der leichten Ermüdbarkeit der Schwachsinnigen und Nervösen müssen die Unterrichtsstunden kürzer und die Pausen länger bemessen sein als bei Normalen. Auch in den Erholungspausen dürfen nicht zu große körperliche Anstrengungen gefordert werden.

Verlangt schon die Verstandesbildung der Imbezillen vom Lehrer ein großes Maß von Geduld, so häuft sich das bei der Charakterbildung der gemüts- und willensschwachen, vor allem der sittlich schwachen Kinder noch mehr. Hier muß der Erzieher, wenn er keine Enttäuschungen erleben will, mit den krankhaften Regungen der Seele besonders vertraut sein. Nie darf er, auch wenn alle Mühe verloren zu sein scheint, die Flinte ins Korn werfen. Nie darf er dem Optimismus entsagen, ohne den auf diesem Gebiet nichts erreicht werden kann.

Die wichtigste Behandlungsform, die Gewöhnung, läßt sich im Anstaltsbetriebe am besten durchführen, wie hier auch die Macht des guten Beispiels am kräftigsten wirkt. Die Gewöhnung an Regelmäßigkeit im ganzen täglichen Leben ist bei der Unbeständigkeit so vieler Minderwertiger die erste Aufgabe. Wenn es dabei vor allem bei den Schwachsinnigen nur zu einer Art von Dressur zu kommen scheint, muß auch das noch als ein Erfolg gelten.

Erweckung der Ethik. Bei dem Widerspruchsgeist so mancher Psychopathen darf man nicht vergessen, daß man durch zuviele Mahnungen und Gebote oft das Gegenteil von dem erreicht, was man erstrebt. Man muß versuchen, bei ihnen sittliche Beweggründe zu erwecken. Selbst mit Zweckmäßigkeitsgründen kommt man meist weiter als mit den ewigen Strafen. Man muß versuchen, an Stelle der schlechteren Triebe bessere erstehen zu lassen. Man muß auf das Ehrgefühl einwirken, soweit das möglich ist. Man muß die Erziehung durch die Mitschüler pflegen. Entsprechend dem Vorbilde amerikanischer Anstalten kann man in verständigem Maße die Selbstregierung einrichten, in der auch ethisch und moralisch schlecht Veranlagte eine Art von Jugendrepublik bilden, die sich selbst regiert, erzieht, bestraft.

Strafen. Die Strafe muß, auch wenn man ohne sie nicht auskommen zu können glaubt, immer nur ein Notbehelf bleiben. Nur wenn man sich über die innere Natur der Minderwertigen klar ist, kann man es vermeiden, Krankheitssymptome zu bestrafen, wo man Unarten und Böswilligkeit zu treffen vermeint. Eine genaue Abmessung der Verantwortlichkeit der geistig Minderwertigen ist ja außerordentlich schwer. So notwendig das Individualisieren ist, so schwer ist es oft in der Erziehung minderwertiger Naturen, und in erster Linie im Betriebe der Anstalt durchzuführen, in der es die Mehrzahl der Zöglinge nicht versteht, wenn die Strafe gerade vor denen haltmacht, die sich am meisten durch ihre Zügellosigkeit auszeichnen.

Will man nicht ganz auf die Strafe verzichten, dann muß sie sich unmittelbar an das Vergehen anschließen und ruhig und leidenschaftslos vollzogen werden.

Mit leichten Strafmitteln, Verweis, Entziehung kleiner Vergünstigungen, Verweigerung der Teilnahme an einem Vergnügen

gelangt man in der Regel zum Ziel. In schweren Fällen kommt die Bettruhe in Betracht. Strafarbeiten sind bei den Schwach=
sinnigen und Nervösen mit ihrer gesteigerten Ermüdbarkeit nicht angebracht. Mit dem Einsperren in einen verschlossenen Raum, das bei den meisten Kindern unbedenklich angewandt werden kann, muß man bei Schwachsinnigen und Psychopathen sehr vor=
sichtig sein, und erst recht mit der Verhängung der Dunkelhaft. Bei ängstlichen und paranoischen Kindern muß man ganz darauf verzichten, wie man auch die Nahrungsentziehung nicht anwenden darf, die bei allen Kindern die schwersten Schattenseiten hat.

Am schwierigsten bleibt die Frage der körperlichen Züch=
tigung. Wenn man ihr schon beim normalen Kinde oft mit Widerstreben gegenübersteht, muß sie bei Psychopathischen und Schwachsinnigen ganz verworfen werden, wie das jetzt wohl die Meinung aller Erzieher ist. Man muß auf sie verzichten, auch wenn man der Meinung ist, daß sie in manchen Fällen unbe=
denklich angewandt werden könnte und recht gute Dienste leisten würde.

Aber bei Epileptikern können dadurch Anfälle ausgelöst wer=
den, bei Hysterischen Lähmungen, Taubheit und Krämpfe, bei Affektnaturen sinnlose Erregungszustände, bei paranoisch Veran=
lagten Sinnestäuschungen und Wahnideen, bei depressiven Na=
turen heftige Depressionszustände. Bei geschlechtlich besonders reizbaren Kindern können dadurch krankhafte geschlechtliche Triebe ins Leben gerufen werden. So wird man am besten auch in den Fällen auf die körperliche Züchtigung verzichten, in denen man dem Kinde die Zurechnungsfähigkeit und Kraft zutraut, eine solche Strafe über sich ergehen zu lassen. Man kommt zudem mit anderen Strafen bei ihnen viel weiter.

Behandlung der Affekte. Der Kampf gegen die krankhaften Stimmungen und Affekte bleibt in vielen Fällen erfolglos. Sie sind zu tief in der allgemeinen Veranlagung begründet. Zwar ist diese Anlage nicht zu beseitigen. Wohl aber kann man diese Kin=
der dazu erziehen, sich nach Möglichkeit im Zaum zu halten. Das bewirkt wieder in erster Linie das Beispiel. Weiter muß das Kind gegen körperliche Unannehmlichkeiten abgehärtet werden. Solche Kinder dürfen weder verzärtelt noch zu sehr bedauert werden. Nicht alles darf ihnen aus dem Wege geschafft werden,

Affekte. Angst. Zwangsvorstellungen

was ihr Stimmungs- und Affektleben ungünstig beeinflußt. Man kann ihnen sogar Gelegenheit zu Affektausbrüchen geben, damit sie hierbei ihre Selbstbeherrschung ausbilden können. Diese Methode muß allerdings mit größter Vorsicht ausgeübt werden. Bei Epileptikern versagt sie ganz. Erst recht muß man sich davor hüten, ängstliche und nervöse Kinder durch das Erzählen von Schauergeschichten psychisch abhärten zu wollen. Wieder wirkt hier auch die Regelung der Lebensgewohnheiten und die Bindung an eine genaue Haus- und Schulordnung, die erfolgreich durch eine wohlgeregelte Tätigkeit, durch Spiel und Sport, kurzum durch alles das unterstützt wird, was dem Willen zu tun gibt und die Stimmung anregt.

Wichtiger ist die psychische Beeinflussung, die Psychotherapie, die sich nicht in bestimmte Regeln kleiden läßt und sich nach der ganzen Persönlichkeit und der Sachlage richtet. Mit manchen drohenden Affektausbrüchen wird der geborene Erzieher und Seelenarzt allein durch die Macht seiner Persönlichkeit fertig. Intelligentere Kinder können über die Höhe des Affektes gebracht werden, wenn sie daran gewöhnt werden, bestimmte Handlungen vorzunehmen, ehe sie sich dem Affekt überlassen.

Ist dieser auf seiner Höhe, dann muß man ihn sich austoben lassen. Hält die Erregung an, dann muß Bettruhe und im schlimmsten Falle ein Bad helfen. Um Hysterische kümmert man sich dann am besten gar nicht. Unter keinen Umständen darf ein Kind in einer solchen seelischen Erregung gestraft werden.

Behandlung der Angst. Bei Angstzuständen muß alles beseitigt werden, was auf körperlichem Gebiet die Angst hervorrufen oder steigern kann. Auch bei diesen ängstlichen Kindern ist eine körperliche und geistige Schulung erforderlich. Bei dem regen Mitteilungsbedürfnis dieser Kinder muß man Zeit und Geduld haben, sie sich aussprechen zu lassen. Bei schweren Angstzuständen bleibt die Psychotherapie in der Regel vollkommen machtlos. Mit Bettruhe, Medikamenten und Bädern kommt man auf ein rein ärztliches Gebiet.

Behandlung der Zwangsvorstellungen. Die Behandlung der Zwangsgedanken und Zwangshandlungen hat wenig Aussicht auf Erfolg. Das Kind muß gegen diese Handlungen ankämpfen, weil es, wenn es immer wieder unterliegt, vollkommen das Selbstvertrauen verliert. Es fühlt sich in diesem Kampfe unterstützt, wenn es sich über seine unsinnigen Gedanken aussprechen kann, wie es auch in Gesellschaft seine Anwandlungen immer leichter unterdrücken kann. Man kann auch mit dem Kinde, ähnlich wie bei den Tiks und den Affekten, methodische Übungen zum Abgewöhnen dieser Zwangshandlungen vornehmen. Auch hierbei kommen zahlreiche Rückfälle vor, und es bedarf großer Geduld auf beiden Seiten, wenn man nur zu einem notdürftigen Ziele gelangen will. Auch die Erfolge der Hypnose sind nicht sehr ermutigend, wenn man sie auch immer versuchen muß.

Behandlung der Hysterie. Die Hauptsache bei der Behandlung der Kinderhysterie bleibt die Herausnahme des Kindes aus der gewohnten Umgebung, weil die Eltern sonst nie die erforderliche Mitte zwischen Verzärtelung und Härte finden können. Schon die Überführung in das Krankenhaus oder Heilpädagogium, die sich in der Regel ohne jede Schwierigkeit vollziehen läßt, wirkt hier schon oft Wunder. Die vollkommene Vernachlässigung, die man hier seiner Person und vor allem seinen Symptomen angedeihen läßt, führt oft ohne weiteres zur Genesung. Sonst kann eine Scheinbehandlung, d. h. eine an und für sich vollkommen gleichgültige Behandlung vorgenommen werden, bei der nur dem Kind versichert wird, daß sie die herrlichsten Wirkungen erzielen werde. Hier wirkt in erster Linie die Suggestion mit, die noch mehr in der Überrumpelungsmethode zur Geltung kommt. Am ersten Tage der Anstaltsbehandlung wird ein kräftiger Eingriff (Elektrisieren) vorgenommen und nun dem Kind nachdrücklich versichert, daß damit die Sache zu Ende sei. Es bedarf dann oft keiner weiteren Behandlung mehr.

Fürsorgeerziehung. Der Kampf gegen die sittliche Minderwertigkeit fällt in hervorragendem Maße der Fürsorgeerziehung zu, die vorbeugend alle die Kinder, die unter dem Einflusse schlechter Erziehung oder sonstiger ungünstiger Lebensverhältnisse auf die abschüssige Bahn zu kommen drohen, vor diesem Schicksal bewahren soll. Sie ist an die Stelle der früheren Zwangserziehung getreten, zu der man erst dann schritt, wenn die Verwahrlosung schon vollendet war. Unter dem Material der Fürsorgeerziehung drängt sich eine ungeheure Menge von Psychopathen und Schwachsinnigen zusammen. Wenn sich unter den Fürsorgezöglingen mehr

Hysterie. Fürsorgeerziehung. Juristische Behandlung

als ²/₃ Minderwertige befinden, erklärt das ihr Versagen in manchen Fällen. Und ihre Leistungsfähigkeit wird noch dadurch geschmälert, daß ihr die vielen Minderwertigen meist erst in einem Zeitpunkte überantwortet werden, in dem die angeborene Anlage schon längst Zeit gefunden hatte, sich praktisch in der unliebsamsten Weise auszugestalten.

Sehr wichtig ist deshalb eine möglichst frühzeitige Feststellung, ob eine solche Veranlagung vorliegt. Schon jetzt finden fast überall regelmäßige psychiatrisch=neurologische Untersuchungen der neuaufgenommenen Zöglinge statt. Oder man hat Aufnahmestationen eingerichtet, in denen der geistige Befund festgestellt wird. Durch fortlaufende Untersuchungen wird die geistige Weiterentwicklung im Auge behalten. Die meisten Fürsorgeerzieher sind zu einer psychiatrischen Auffassung herangebildet und die Behandlung so eingerichtet, daß die schlimmsten Klippen beseitigt sind, an denen früher unsere Psychopathen und Imbezillen zu scheitern pflegten.

Man hat schon in der Fürsorgeerziehung Hilfsschulen und Psychopathenanstalten eingerichtet, in der die schwer erziehbaren Zöglinge untergebracht sind, bei denen früher alle Erziehungskünste an ihrem psychopathischen Grundcharakter scheiterten.

Juristische Behandlung. Bei der schon an und für sich sehr schwierigen juristischen Behandlung unserer jugendlichen Verbrecher kommen die Minderwertigen noch immer sehr oft zu kurz. Bis zum Alter von 12—18 Jahren könnte ihnen ja die Bestimmung zugute kommen, daß ein Kind nicht bestraft werden darf, wenn es nicht die Einsicht in die Strafbarkeit der Handlung besitzt. Da sich zur Auslegung dieses Begriffes der Richter meist für berufen und befähigt hält, müssen meist schon sehr ausgeprägte Grade von Schwachsinn vorliegen, wenn dieser Begriff erfüllt werden soll. Diese Bestimmung hat leider nur einen Kautschukbegriff geschaffen, zu dessen Auslegung ein Psychiater so gut wie nie hinzugezogen wird.

Jugendgerichte. Die Einrichtung der Jugendgerichte hat ja schon manche Unzuträglichkeiten fortgeräumt. Die Untersuchungshaft und damit das schädliche Zusammensein mit erwachsenen Verbrechern ist beseitigt. Die Aburteilung erfolgt durch einen

X. Behandlung

Richter, der mit der Kinderpsychologie Bescheid weiß, und auch über deren Psychopathologie sich meist größere Erfahrungen gesammelt hat. Vor allem kommt hier der Grundsatz zur Geltung, daß statt Strafe beim Kind die Erziehung im Vordergrund stehen soll. Er verfügt nicht nur Strafen, sondern trifft auch im Rahmen der landesgesetzlichen Vorschriften Maßregeln, die der Erziehung des verurteilten Kindes dienen sollen. Nach Möglichkeit soll dem Kind auch die Hauptverhandlung erspart werden, deren Schädlichkeit gerade für die psychopathischen kindlichen Gemüter auf der Hand liegt. Solange die Öffentlichkeit in den Hauptverhandlungen nicht ausgeschlossen ist, bildet das für manchen Vertreter der Psychopathie geradezu einen Ansporn, sich nach Kräften den Zutritt zu dieser Arena zu verschaffen.

Bei der genauen Feststellung der Vorgeschichte, die von den Jugendgerichten verlangt wird, muß der Lehrer gehört werden, und in zweifelhaften Fällen soll auch eine psychiatrische Untersuchung stattfinden.

Wo diese Einrichtung in Kraft getreten ist, hat sich der psychopathische Kern auf diese Weise immer mehr herausgeschält. Es ist auf das dringendste zu wünschen, daß diese Einrichtung noch eine größere Verbreitung und weitere Ausgestaltung findet. Das neue Jugendgerichtsgesetz, das uns bevorsteht, wird in dieser Beziehung manchen Fortschritt bringen, der gerade für diese Minderwertigen erstrebt wurde. Vor allem muß wohl eine Heraufsetzung des Strafmündigkeitsalters auf mindestens das 16. Lebensjahr herbeigeführt werden.

Freiheitsstrafen. Die Vollstreckung von Freiheitsstrafen ist oft sehr schädlich für das Seelenleben minderwertiger Kinder. Die Forderung, daß die jugendlichen Gefangenen von den Erwachsenen getrennt werden sollen, wird oft nicht durchgeführt. Sehr oft macht sich bei ihnen die geistige Ansteckung durch zünftige Verbrecher geltend, und dabei verlieren sie schnell die Scheu vor dem Gefängnis. Wenn sie geistig wenig widerstandsfähig sind, können sie in der Haft psychisch erkranken und ausgesprochenen Haftpsychosen verfallen. Auch wenn es nicht dazu kommt, werden sie oft durch die Haft seelisch geschädigt.

Für alle Jugendlichen muß angestrebt werden, daß die Strafvollstreckung a u s g e s e t z t und die Strafe nach mehrjähriger guter

Führung erlassen werden kann. Das gilt in erster Linie für die im Geiste Rückständigen.

Die weitere Ausgestaltung der Jugendgerichte muß dafür sorgen, daß in ganz anderem Maße der Individualität des Kindes ihr Recht wird. Der krankhafte Kern, der so oft in den Rechtsbeugungen der Jugendlichen steckt, darf nicht unberücksichtigt bleiben. Die Strafe muß der inneren Veranlagung angepaßt werden. Für den Strafvollzug müssen unter allen Umständen besondere Jugendgefängnisse zur Verfügung stehen. In ihnen müssen Vorkehrungen getroffen werden, daß die geistige Veranlagung der Kinder und Jugendlichen in der Haft nicht zu kurz kommt.

Literatur

Berkhan, Über den angeborenen und früherworbenen Schwachsinn. Braunschweig 1899. — Binswanger, Die Epilepsie. Wien 1899. — Bruns, Die Hysterie im Kindesalter. Halle 1906 — Bruns-Cramer-Ziehen, Handbuch der Nervenkrankheiten im Kindesalter. — Cramer, Pubertät und Schule. Leipzig 1911. — Demoor, Die anormalen Kinder und ihre erziehliche Behandlung in Haus und Schule. — Emminghaus, Die psychischen Störungen des Kindesalters. Tübingen 1887. — Eulenburg, Die Hysterie des Kindes. Berlin 1905. — Fuchs, Schwachsinnige Kinder. Gütersloh 1899. — Gaupp, Psychologie des Kindes. Leipzig 1910 — Heller, Über Psychologie und Psychopathologie des Kindes. Wien 1911. — Heller, Grundriß der Heilpädagogik. Leipzig 1912. — Möntemöller, Geistesstörung und Verbrechen im Kindesalter. Berlin 1903. — Möntemöller, Die Psychopathologie der Pubertätszeit. Langensalza 1909. — Oppenheim, Die ersten Zeichen der Nervosität des Kindesalters. Berlin 1907. — Pilcz, Über psychopathische Grenzzustände bei Kindern. 1910. — Pollitz, Die Psychologie des Verbrechers. Aus Natur und Geisteswelt, Bd. 248. Leipzig 1916. — Preyer, Die Seele des Kindes. Leipzig 1907. — Schäfer, Der moralische Schwachsinn. Halle 1906. — Scholz, Anormale Kinder. Berlin 1912. — Siemerling, Über nervöse und psychische Störungen der Jugend. — Stölzner, Der moralische Schwachsinn im Kindesalter. Berlin 1910. — Trüper, Die Anfänge der abnormen Erscheinungen im kindlichen Seelenleben. Altenburg 1902. — Ufer, Geistesstörungen in der Schule. Wiesbaden 1891. — Weygandt, Leicht abnorme Kinder. Halle 1905. — Weygandt, Die Behandlung idiotischer und imbeziller Kinder. Würzburg 1900. — Zander, Vom Nervensystem. Aus Natur und Geisteswelt Bd. 48. Leipzig 1918. — Ziehen, Die Erkennung des Schwachsinns im Kindesalter. Berlin 1909. — Ziehen, Die Geisteskrankheiten des Kindesalters mit besonderer Berücksichtigung des schulpflichtigen Alters. Berlin 1902.

Experimentelle praktische Schülerkunde. Von M. Lobsien unter Mitwirk. v. Dir. Dr. O. Mönkemöller. Mit 16 Fig. u. 1 Taf. Geh. M. 16.—, geb. M. 23.20

Das auf gesicherter wissenschaftlicher Grundlage aufgebaute Buch will die für die Schule in Betracht kommenden Resultate der Experimentalpsychologie dem Lehrer in knapper und klarer, möglichst fertiger Form zur Verfügung stellen und sieht daher von allen theoretischen Erörterungen ab. Der Verfasser behandelt die geistigen Fähigkeiten des Schülers, sodann den Verlauf seiner geistigen Arbeit. Anhangsweise wird die Psychopathie des Kindes besprochen.

Die krankhaften Erscheinungen des Seelenlebens. Allgemeine Psychopathologie. V. Privatdoz. Dr. E. Stern. (ANuG 764.) M. 10.—, geb. M. 12.—

Der Verfasser behandelt, stets vom Normalen ausgehend und die mannigfachen Übergänge zwischen Gesundem und Krankhaftem aufzeigend, an der Hand von Beispielen und Krankengeschichten die verschiedenen Störungen des Seelenlebens, des Wahrnehmungserlebnisses, des Gefühls- und Vorstellungslebens, der Intelligenz sowie die des Wollens, Handelns und des Icherlebens und bringt zuletzt die Methoden der seelischen Krankenbehandlung zur Darstellung.

Entwicklung u. Erziehung der Jugend während der Pubertätszeit. (Säemannschriften für Erziehung und Unterricht. Heft 7.) Geh. M. 6.40

„Alle Vorträge sind ausgezeichnet, alle vertreten den modernsten Stand der wissenschaftlichen Forschung." (Österreichische Zeitschrift für Lehrerbildung.)

Psychologie des Kindes. Von Prof. Dr. R. Gaupp. 4., veränderte Aufl. Mit 17 Abb. (ANuG Bd. 213/14.) Kart. M. 20.—, geb. . . . . . . M. 24.—

Behandelt die Tatsachen der kinderseelischen Entwicklung von der Kindheit bis zum Entwicklungsalter, die praktisch bedeutsamsten Erfahrungen aus der Pathologie der Kindesseele, sowie die wichtigsten Gebiete geistiger Tätigkeit und Hygiene.

Angewandte Psychologie, Methoden und Ergebnisse. Von Privatdozent Dr. phil. et med. E. Stern. (ANuG Bd. 771.) Kart. M. 10.—, geb. M. 12.—

Behandelt Arbeitsweise und Ergebnisse der angewandten Psychologie für die Gebiete der Pädagogik (Intelligenzprüfung, Begabtenauslese, Feststellung der moralischen Urteilsfähigkeit), Rechtspflege (Psychologie der Aussage, Tatbestands-Diagnostik und Psychologie des Verbrechers), Medizin (psychologische Grundlagen der Psychiatrie und Methoden seelischer Krankenbehandlung) sowie des Wirtschaftslebens (Psychologie der Arbeit, psychologische Analyse der Berufe, Berufseignungs-Forschung, Psychologie des geschäftlichen Lebens).

Geisteskrankheiten. Von Geh. Med.-Rat Dir. Dr. G. Ilberg. 2., verm. u. verb. Aufl. (ANuG Bd. 151) Kart. M. 10.—, geb. . . . . M. 12.—

„Kurz, einfach, klar und sachlich und dabei doch anregend geschrieben, unterrichtet das Buch den Laien in gefälliger Form über alles Wissenswerte auf dem Gebiet der Geisteskrankheiten und ist in seiner schmuckvollen Eindringlichkeit geeignet, über viele dunkle Gebiete Aufklärung zu bringen und Vorurteile zu zerstreuen." (Berliner klin. Wochenschrift.)

Geistige Veranlagung u. Vererbung. Von Dr. phil. et med. G. Sommer 2. Aufl. (ANuG Bd. 512.) Kart. M. 10.—, geb. . . . . M. 12.—

Der Verfasser behandelt das wichtige Problem, ob und inwieweit eine Vererbung auch der geistigen Fähigkeiten und Charaktereigenschaften stattfindet, unter Heranziehung eine großen Tatsachenmaterials und zahlreicher, dem Leben namentlich bedeutender Männer und Frauen entnommener Beispiele.

Über Vererbung psych. Fähigkeiten. V. Prof. Dr. W. Peters. Geh. M. 26.—
Psychologisches Wörterbuch. Von Dr. F. Giese. (Teubners kl. Fachwörterbücher. Bd. 7.) Geb. . . . . M. 22.—

Grundlagen der Psychologie. Von Prof. Dr. Th. Ziehen. In 2 Bänd. Buch I: Erkenntnistheoret. Grundlegung der Psychologie. Buch II: Prinzipielle Grundlegung der Psychol. Geh. je M. 32.—, geb. je . . M. 40.—

Verlag von B. G. Teubner in Leipzig und Berlin

Preisänderung vorbehalten

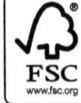

MIX
Papier aus verantwortungsvollen Quellen
Paper from responsible sources
FSC® C105338

If you have any concerns about our products,
you can contact us on
ProductSafety@springernature.com

In case Publisher is established outside the EU,
the EU authorized representative is:
**Springer Nature Customer Service Center GmbH
Europaplatz 3, 69115 Heidelberg, Germany**

Printed by Libri Plureos GmbH
in Hamburg, Germany